DES

FIBROMES DU COL DE L'UTÉRUS

AU

POINT DE VUE DE LA GROSSESSE

ET DE L'ACCOUCHENENT

PAR

C. CHAHBAZIAN
Docteur en médecine de la Faculté de Paris.

PARIS
A. DELAHAYE ET E. LECROSNIER
2, PLACE DE L'ÉCOLE-DE-MÉDECINE, 2

1882

DES

FIBROMES DU COL DE L'UTÉRUS

AU

POINT DE VUE DE LA GROSSESSE

ET DE L'ACCOUCHENENT

PAR

C. CHAHBAZIAN

Docteur en médecine de la Faculté de Paris.

PARIS

A. DELAHAYE ET E. LECROSNIER

2, PLACE DE L'ÉCOLE-DE-MÉDECINE, 2

1882

DES

FIBROMES DU COL DE L'UTÉRUS

AU POINT DE VUE

DE LA GROSSESSE ET DE L'ACCOUCHEMENT

INTRODUCTION.

Les fibromes du col de l'utérus ne diffèrent pas de ceux du corps au point de vue anatomique, étiologique et symptomatologique ; mais il n'en est plus de même quand on les considère au point de vue de la grossesse et de l'accouchement. Dans ces cas, ils produisent des phénomènes nouveaux, donnent lieu à des erreurs de diagnostic spéciales et à des indications thérapeutiques particulières.

La remarquable thèse du Dr Lefour (1) donne l'état actuel de la science sur la question des fibromes de

(1) Lefour. Thèse de concours pour l'agrégation, 1880, Paris.

l'utérus en général, au point de vue de la grossesse et de l'accouchement. Nous limiterons notre étude exclusivement aux fibromes du col de l'utérus, laissant de côté tous les cas de fibromes du corps, tous ceux qui siègent à l'union du corps et du col et enfin tous les cas dans lesquels le siège de la tumeur n'a pas été précisé.

Nous prions M. le professeur Depaul de vouloir bien agréer nos remerciements pour le bienveillant accueil qu'il nous a témoigné en nous permettant de recueillir notre observation dans son service et pour les conseils qu'il nous a donnés.

CHAPITRE I.

HISTORIQUE. DÉFINITION. FRÉQUENCE.

Historique. — Nous pouvons dire qu'il n'y a pas un travail spécial traitant exclusivement notre sujet. Il y a seulement des observations éparses dans la science, et, aussi des chapitres spéciaux, ordinairement très courts dans les traités d'accouchements.

La première observation de fibrome du col compliquant la grossesse et l'accouchement que nous avons trouvée, est celle de Fabrice de Hilden en 1646. Levret en 1749 dans un mémoire présenté à l'Académie de chirurgie, traitant la question des polypes fibreux de l'utérus, donne trois observations de polypes du col pendant la grossesse et l'accouchement. En 1791, Vincenzo Michelacci (1) publie une nouvelle observation. Chaussier en 1820, Mme Lachapelle en 1825, et Mme Boivin et Dugès en 1833, donnent des observations très intéressantes.

En Allemagne, Puchelt (2), dans une thèse faite sous l'inspiration de son maître, Nœgele, réunit plusieurs faits. En Angleterre, Lever (3) donne quatre cas nouveaux.

Danyau en 1846 et en 1851, et Forget en 1840, publièrent d'autres observations.

MM. Guyon et Tarnier dans leurs thèses d'agrégation, parlent incidemment des fibromes du col compliquant la grossesse (1860).

Enfin en 1868 et 1869 a lieu une grande discussion au sein de la Société de chirurgie de Paris à laquelle prennent part MM. Depaul, Tarnier, Guéniot, Trélat, Blot, etc. Cette discussion fait époque dans la science, mais on a traité surtout la question des corps fibreux sous-péritonéaux, ne discutant pas celle des fibromes du col.

Nous tenons à signaler surtout la thèse, très bien faite, du Dr Lambert (1870), qui contient un chapitre spécial sur les fibromes du col de l'utérus pendant la grossesse.

Puis viennent les travaux du Dr Charrier (1875), de

(1) Histoire des accouchements difficiles et compliqués, Florence 1791.

(2) Comment. de tumoribus in pelvi partum impedientibus, Hiédelberg, 1840.

(3) Guy's Hospital Reports, London, 1842.

Mangiagalli (2), de Guesserow (1) et la thèse déjà signalée du Dr Lefour.

Depuis cette thèse il y a quelques observations publiées, entre autres celle de Poulet, celle d'Ameline (thèse de Paris, 1881), celle de Moses Baker (3), enfin la première partie de notre observation qui a été l'objet d'une communication à l'Académie de médecine par M. le professeur Depaul (séance du 17 janvier 1882).

Définition. — Les fibromes de l'utérus qu'on désigne aussi sous les noms de *corps fibreux*, *myomes*, *hystéromes*, *fibro-myomes* et *fibroïdes*, etc., sont des tumeurs plus ou moins arrondies, dures, résistantes, formées de tous les éléments qui composent l'utérus; fibres-musculaires, tissus fibreux et vaisseaux.

Les fibromes du col affectent les mêmes dispositions que ceux du corps de l'utérus, primitivement situés dans l'épaisseur de l'organe, ils finissent par se dégager et par se pédiculiser comme les autres en entraînant avec eux une certaine quantité de fibres musculaires et une portion de la muqueuse utérine.

On les divise aussi, comme ceux du corps de l'utérus, en interstitiels, sous-péritonéaux et sous-muqueux; ces derniers en sous-muqueux sessiles et pédiculés ou polypes fibreux. Un fait curieux à constater, c'est que presque toujours le corps fibreux sous-muqueux s'implante sur

(1) Annali univers. medicina, Milan, 1878.
(2) In handbuch der franenkien, Stuttgart, 1878.
(3) American obstetrical Journal, 1881.

la cavité du col proprement dit et presque jamais à la surface extérieure du col. Cela tient probablement à ce que la muqueuse vaginale qui tapisse cette surface est plus épaisse et plus résistante que celle de la cavité cervicale.

Fréquence. — La fréquence des corps fibreux de l'utérus en général chez les femmes non enceintes est très grande, Bayle disait qu'un cinquième des femmes au-dessus de 35 ans ont des corps fibreux de l'utérus.

Mais les corps fibreux du col de l'utérus sont beaucoup moins fréquents que ceux du corps. D'après Safford Lee, sur 74 cas de corps fibreux de l'utérus, 4 seulement appartiennent au col; d'après M. Guyon, sur 114 cas, 21 du col, et d'après M. Sims sur 114 cas, 2 seulement du col. En est-il de même pour les fibromes compliquant la grossesse et l'accouchement?

D'après un relevé des faits que nous avons pu réunir, sur 380 cas de fibromes de l'utérus compliquant la grossesse et l'accouchement, nous avons trouvé 80 cas de fibromes du col, les 300 cas qui restent comprennent les fibromes du corps, et ceux dans lesquels le siège de la tumeur n'a pas pu être précisé.

Ainsi donc, les fibromes du col de l'utérus compliquant la grossesse et l'accouchement sont avec les fibromes du corps : : 20 : 100. Tandis que les fibromes du col de l'utérus à l'état de vacuité sont avec ceux du corps : : 5 : 100. On peut conclure de ces faits que la proportion des fibromes du col de l'utérus gravide à ceux du corps, est plus élevée que celle de l'utérus à l'état de vacuité ; et que leur étude doit par conséquent occuper l'accoucheur.

Dans les 80 cas de fibromes du col compliquant la grossesse et l'accouchement que nous avons pu réunir 76 fois la variété de la tumeur est notée.

Fibromes sous-muqueux pédiculés	38	fois
— sous-muqueux sessiles	10	—
— interstitiels	29	—
— sous-péritonéaux	2	—

Enfin ces tumeurs siègent plus souvent sur la lèvre postérieure du col, que sur la lèvre antérieure ; elles occupent rarement les deux lèvres.

Nous avons voulu savoir aussi quelle est la fréquence relative de cette complication avec le nombre des accouchements. Nous n'avons rien trouvé sur ce point ni dans les auteurs ni dans la thèse du Dr Lefour. Alors nous avons consulté les registres de la Maternité de Cochin, que M. Marchand a eu l'obligeance de mettre à notre disposition,

Nous n'avons trouvé, dans l'espace de dix ans, de 1872 à 1882 que six cas de fibromes de l'utérus compliquant la grossesse et l'accouchement sur 7,265 accouchement, ce qui fait à peu près 1 cas sur 1,207 accouchements.

Ces six cas de fibromes de l'utérus comprennent deux cas de fibromes du col seul, deux du corps seul, et un cas dans lequel la tumeur siégeait à l'union du corps et du col de l'utérus.

CHAPITRE II.

INFLUENCE DE LA GROSSESSE ET DE L'ACCOUCHEMENT SUR LES FIBROMES DU COL DE L'UTÉRUS.

La grossesse produit-elle des changements dans l'état des fibromes utérins et quels sont ces changements ? Il est incontestable que la grossesse a une influence sur ces tumeurs et il est plus facile de le constater dans les cas de fibromes du col, que dans ceux du corps de l'utérus, parce que les premiers tombent sous les sens, et on peut en effet les voir facilement. Ces changements ont eu lieu en général, pour les fibromes du col, vers la fin de la grossesse. parce que le segment inférieur de l'utérus et surtout le col subissent des modifications dans les trois derniers mois de la grossesse. Pour cette même raison il est très rare de pouvoir suivre les malades dès les premiers jours de la grossesse et de constater soi-même ces changements. Cependant, dans l'observation de Danyau que nous citons plus loin (LIX), Récamier pratiquant le toucher vaginal, dans un cas de grossesse datant de six semaines, ne trouva qu'une petite tumeur sur le col, cette tumeur avait subi une telle hypertrophie à la fin de la grossesse qu'elle ne pesait pas moins de 650 grammes quand Danyau l'enleva au moment du travail.

Mais quand une malade n'a rien senti du côté de l'utérus avant et au début de la grossesse et que vers la fin de la grossesse on trouve un corps fibreux énorme du col utérin, on est en droit de dire que ce corps a subi une hypertrophie par le fait même de la grossesse. Notre observation met en lumière cette proposition, nous la donnons ici tout entière, telle que nous l'avons recueillie.

Observation I. — *Tumeur fibreuse du col de l'utérus; hypertrophie énorme à la fin de la grossesse; tumeur prise pour une insertion vicieuse du placenta; dystocie; énucléation au moment de l'accouchement; mort deux mois après; enfant vivant.* — La nommé M..., blanchisseuse âgée de trente deux ans, entre à l'hôpital de la clinique des accouchements de la Faculté de Paris, le 11 janvier 1882. La sage-femme qui l'accompagne raconte qu'une portion du placenta sortait par la vulve, elle à fait des pressions sur lui, et qu'un médecin appelé a fait aussi le diagnostic d'une insertion vicieuse du placenta, quoique la malade n'ait pas eu d'hémorrhagie.

Le lendemain 12 janvier, nous trouvons la malade couchée au n° 9. Elle nous dit qu'elle s'est toujours bien portée, qu'elle n'a eu que la rougeole dans sa jeunesse; qu'elle est réglée depuis l'âge de 17 ans 1/2 toujours régulièrement; la durée de ses règles était de trois jours; qu'elle a eu trois accouchements normaux et très faciles, deux filles et un garçon, tous bien portants, le dernier accouchement, il y a quatre ans. Depuis cette époque sa santé générale a toujours été bonne, elle n'a eu ni métrorrhagie ni douleur dans le ventre; enfin aucun symptôme pouvant faire penser qu'elle fut malade. Les rapports sexuels étaient sans difficulté.

Dernière apparition des règles le 19 avril 1881, ce qui fait à peu près une grossesse de huit mois et demi. Cette femme a eu des vomissements dans les trois premiers mois de sa grossesse et un écoulement vaginal blanc jaunâtre comme chez toutes les femmes enceintes. Cependant, depuis sept à huit jours, cet écoulement s'est teinté d'un peu de sang mais il n'y a pas eu une véritable hémorrhagie. Il y a six jours, qu'étant debout, elle sentit quelque chose qui sortait par la vulve. Avant cette époque elle n'a pas eu la moindre sensation de gêne ou de pesanteur dans le bas-ventre ni de phénomènes de compression du côté de la vessie ou du rectum. Et depuis deux jours, cette tumeur avait pris des proportions considérables.

C'est une femme bien constituée, n'ayant pas de traces du rachitisme, mais un peu maigre, surtout de figure, avec une chevelure très noire et très abondante qui lui donne un aspect un peu bizarre.

En palpant le ventre, nous trouvons le fond de l'utérus plus haut qu'il devrait être à huit mois et demi de grossesse, nous trouvons la tête en haut et à droite, le dos à gauche et en avant, enfin le siège en bas. A l'auscultation, le maximum des battements du cœur du fœtus se trouve à gauche et au-dessus de l'ombilic ; pas de souffle maternel.

En examinant les parties génitales de la malade, on voit entre les deux grandes lèvres et, faisant saillie hors de la vulve, une masse rouge, violacée, ayant à peu près deux centimètres de largeur et trois de longueur, aplatie d'avant en arrière, d'ue consistance assez ferme et élastique, et répandant nne odeur excessivement fétide. Au toucher vaginal on trouve l'excavation remplie par une grosse masse en continuité avec celle qui se trouve hors de la vulve, et on arrive par un trou qu'on pourrait prendre pour l'orifice du col ; mais après examen approfondi M. Depaul trouve que c'est une excavation en doigt de gant, de trois à quatre centimètres de longueur, faite probablement par la sage-femme.

En portant le doigt plus haut M. Depaul trouve que la tumeur se pédiculise, il cherche l'orifice du col autour de ce pédicule, il lui est impossible de le trouver; la femme étant déjà fatiguée, et la tumeur exhalant une très mauvaise odeur, il prescrit un bain et renvoie au lendemain l'examen plus complet.

Dans la journée après le bain, vers trois heures, la femme est prise, tout d'un coup, de douleurs dans le ventre et dans les reins et le travail commence ; à trois heures et demie les membranes se rompent spontanément et les eaux s'écoulent ; a hnit heures et demie M. le professeur Depaul arrive à la clinique, et nous constatons à la vulve, la tumeur qui avait bien le volume de deux poings réunis. En auscultant, M. Depaul trouve les battements de cœur du fœtus ralentis, faibles et irréguliers; et l'accouchement spontané étant absolument impossible il fallait agir. Alors M. Depaul introduit plusieurs doigts dans le vagin, la malade étant préalablement endormie, et trouve que le pédicule s'attachait à la demi-circonférence gauche de la lèvre antérieure du col et sur sa face interne; ce pédicule avait bien 6 à 7 centimètres d'épaisseur. Une fois le siège d'implantation trouvé, M. Depaul attire vers lui et en bas la tumeur et la fait sortir du vagin presque en totalité; puis prenant un bistouri boutonné de la main droite et le guidant sur ses deux doigts de la main gauche introduits dans le vagin, il fait, sans crainte d'hémorrhagie, des incisions sur ce large pédicule, par petits coups de bistouri, très près du col mais respectant ce dernier. Il les fait d'abord sur la face antérieure du pédicule, puis à droite, puis sur sa face postérieure, et enfin à gauche, en se servant de temps en temps des doigts de la main gauche pour faciliter l'énucléation de la tumeur qui se fait dans l'espace de quelques minutes et sans qu'il y ait d'hémorrhagie abondante.

Une fois la tumeur enlevée, M. Depaul introduit les mains dans l'utérus pour hâter l'accouchement; il trouve la présentation du siège déjà dignostiquée en S. I. G. A. mode des fesses. Il essaye d'extraire l'enfant en faisant des tractions avec les doigts courbés sur les aines, mais cela est impossible; il prend un crochet mousse qu'il applique sur l'aine droite de l'enfant et il tire lentement, le siège sort peu à peu puis le tronc et enfin la tête sort sans difficulté. On enlève les mucosités de la bouche de l'enfant et au bout de deux minutes l'enfant commence à crier. C'est un enfant du sexe masculin pesant 2900 grammes et ayant 48 centimètres de longueur totale: il a une petite déchirure au plis de l'aine droite, du reste très peu étendue, qui guérit en quelques jours.

Au bout de 4 à 5 minutes M. Depaul fait la délivrance pour ne rien laisser dans la matrice. Pour ne pas déranger la malade, qui est revenue à elle de suite après la délivrance, on la laisse passer la nuit dans la salle d'accouchement.

La tumeur pesée de suite après l'énucléation pèse 1790 grammes. Elle a une circonférence de 42 centimètres dans sa portion la plus étendue, une largeur de 23 centimètres, et une longueur de 24 centimètres, elle est un peu aplatie d'avant en arrière. On trouve nettement les traces de section du pédicule qui a bien 6 centimètres de largeur. On trouve également la dépression en doigt de gant que nous avons signalée en haut. Du reste, à la fin de l'observation, nous donnerons en détail l'étude anatomique de la tumeur.

13 janvier. On met la malade dans une chambre isolée, au lit n° 41. Ce matin l'état général est bon, cependant la malade accuse un peu de douleur dans le bas ventre. Elle n'a pas perdu de sang ni hier soir, ni ce matin. Lochies un peu fétides. Injections vaginales d'une solution avec 4 grammes de chloral. Cataplasmes laudanisés sur le ventre. Potion de Todd. Bouillon, lait. T. 37, 8. P. : 96, le matin.

Le 14. Dort bien la nuit. Montée du lait. A faim, demande à manger. Lochies plus fétides qu'hier. M. Depaul en pratiquant le toucher vaginal a senti une petite bosselure sur le col du côté gauche, probablement un reste de la tumeur. L'enfant tête bien sa nourrice. La mère ne donnera pas du lait. 4 injections de chloral, cataplasmes, potion de Todd. potage, lait. Matin: T. 38, 2. Soir. T. 39, 2. P. 117.

Le 15. Douleurs du ventre moins vives, appétit bon. Le soir une élévation brusque de la température sans frisson. — Injections de chloral, Todd. — Matin : T. 38, 9. Soir: T. 41°. P. 140.

Le 16. Pas de ballonnement du ventre, pas de douleur, 60 centigrammes de sulfate de quinine. Injection. Todd, etc. Matin: T. 38, 9, P. 120. Soir : T. 38, 6. P. 120.

Le 17. Douleur assez vive dans l'épaule droite apparaissant hier soir et persistant ce matin. Pas de rougeur ni de gonflement de cette épaule. La douleur augmente par la pression, mais pas par les mouvements que l'on imprime au membre. Rien dans les autres articulations. Lochies peu abondantes, plus d'odeur. N'a pas été à la selle, depuis le jour de l'accouchement. Huile de camomille laudanisée sur l'épaule droite, que l'on recouvre d'ouate. Lavement de guimauve; 60 cent. de sulfate de quinine, Todd. Injection. Matin. T. 38, 2: P. 100: Soir. T. 38, 9. F. 120.

Le 18. La douleur de l'épaule persiste sans gonflement. Todd. Quinine, Injections. — Matin : T. 37, 8. P. 105 ; soir : 40, 2. P. 126.

Le 19. Hier dans l'après-midi frisson assez fort durant près d'un quart d'heure, puis sueurs abondantes (la T. étant 40,2). Ce matin langue blanche, douleur de l'épaule persiste; plus d'écoulement vaginal. Même prescription. Matin, T. 39, 2. P. 116. Soir. T. 39, 4. P. 126.

Le 20. Frisson dans la nuit, durant 10 minutes. Ce matin pommettes rouges, violacées. Sueurs excessives, Potions diacodée. Todd, groseille, eau de seltz, 60 cent. de sulfate de quinine. Ce matin : T. 36, 6. P. 108 : Soir : T. 40, 2. P. 120.

Le 21. Douleur de l'épaule persiste. Douleur au coude droit sans gonflement ni rougeurs. Sueurs abondantes, excessives. Facies altéré M. T. 39, 6. P. 117. S. T. 39, 4. P. 120.

Le 22. Julep diacod. Côtelette, œufs, M. T. 38, 2. P. 96. S. T. 37, 2. P. 106.

Le 23. Sueurs abondantes. Jus du bifteak. Bordeaux, M. T. 38°, P. 90. S. T. 38, 2. P. 105.

Le 24. Douleur du coude passée. Frisson hier de 10 minutes de durée. Sueurs. M. T. 37, 8. P. 102. S. T. 38, 6. P. 108.

Le 25. Toujours transpiration excessive. M. T. 38°. P. 105. S. T. 38, 2. P. 99.

Le 26. M. T. 38°. P. 102. S. T. 37, 8. P. 99.

Le 27. M. T. 38, 2. P. 105. S. T. 38, 4. P. 126.

Le 28. M. T. 38, 2. P. 105. S. T. 39, 6. P. 111.

Le 29. Toujours transpirations excessives. Petit frisson hier. M. T. 39, 2. P. 105. S. T. 38, 6. P. 105.

Le 30. Grand frisson hier durant près d'une demi-heure. Très fatiguée. Plus de douleurs dans les articulations. M. T. 38. 2. P. 102. S. 39, 2. P. 108.

Le 31. Langue blanche et sale. Transpiration. Un peu mal à la gorge.

Gargarisme au chlorate de potasse, injections au chloral. 0,60 sulfate de quinine. 1 pil. d'extrait thébaïque. M. T. 38, 4. P. 99. S. T. 39, 4. P. 105.

1er février. M. T. 38, 6. P. 99. P. S. T. 39, 6. P. 93.

Le 2. M. T. 38, 4. P. 93. S. T. 38, 6. P. 90.

Le 3. M. T. 38. P. 93. S. T. 39, 2, p. 95.

Le 4. Moins de sueurs. Quoique les douleurs aient cessé depuis quelques jours dans l'épaule droite, la malade a encore des difficultés à remuer son bras. M. T. 39, 8. P. 90 : S. T. 38, 4. P. 102.

Le 5. M. T. 38°. P. 90 : S. T. 38, 4. P. 102.

Le 6. M. T. 38, 2. P. 99 : S. T. 38, 6. P. 123.

Le 7. A vomi un peu de bile hier. Sueurs. Même prescription. M. T. 38, 4. S. T. 39°. P. 114.

Le 8. M. T. 38°.

Le 9. M. T. 37,8. S. T. 38, 6.

Le 10. M. T. 38°.

Le 11. On la fait lever un peu ce matin, elle reste assise sur son fauteuil pendant un quart d'heure, peut à peine rester debout, grande faiblesse. M. T. 39, 4. S. T. 40. P. 122.

Le 12. Hier soir fièvre intense sans frissons ni point de côté. Ce matin : matité à la percussion au tiers inférieur du poumon droit et en arrière, Souffles et râles crépitants. Un peu de toux, sans crachats caractéristiques, 0,60 sulfate de quinine. M. T. 39, 8. P. 110. S. T. 40,2. P. 130.

Le 13. Matité et souffle persistent, langue blanche, crachats peu abondants un peu visqueux; insomnie. Vésicatoire, quinine, purgatif. M. T. 40, 2. P. 130. S. T. 39,8.

Le 14. La malade vomit tout ce qu'elle prend même les liquides. Adynamie très marquée. M. T. 40°.

Le 15. Toujours les aliments ne sont pas supportés. Infusion de violette, glace. potion diacodée. M. T. 38°. S. T. 40°.

Le 16. Matité à droite persiste, diminution du murmure vésiculaire *Pleuropneumonie* d'une nature particulière. M. T. 38, 6. P. 120. S. T. 40°.

Le 17. Insomnie. Faiblesse extrême. Dyspnée. Potion avec 10 cent. de kermès. M. T. 40.

Le 18. Toux fréquente et fatiguante. Plus de vomissements. Vésicatoire. M. T. 38°.

Le 19. Dypsnée, oppression très marquée.

Le 20. Poumon gauche aussi pris à sa base. Elle ne prend plus rien depuis deux jours. Dyspnée intense. Teinte terreuse M. T. 39, 8. P. 110.

Le 21. Cette nuit la malade a été très agitée. Dyspnée intense et opression qui continuent ce matin. Teinte terreuse presque noirâtre. Extrémités froides. Enfin la malade succombe à neuf heures et demie ce matin, au moment de la visite, par asphyxie.

Autopsie. Faite 24 heures après la mort. *Poumon gauche* : 100 grammes environ de sérosite dans la cavité pleurale gauche. Adhérences lâches, anciennes. Nombreuses ecchymoses sous-pleurales. Lobe inférieur est uniformément noir avec quelques îlots de lobules emphysémateux à la périphérie ; il est mou ne crépite plus et plonge dans l'eau. Muqueuse des bronches rouge, desquamée, tapissée par des plaques purulentes pseudo-membraneuses.

Poumon droit : plèvre vasculaire, arborisations de petites ecchymoses dans son épaisseur; adhérences du lobe inférieur au thorax. Lobe moyen et inférieur forment un bloc compact. A la coupe aspect marbré et granité de l'hépatisation grise; pus s'en écoule à la pression. Au bord postero-supérieur du lobe inférieur, au niveau des adhérences au thorax, des petits foyers purulents du volume d'un pois à celui d'un grain de mil. Ils sont situés sous la plèvre et entourés d'une membrane.

Cœur : chargé de graisse, flasque. Caillots se prolongeant dans l'aorte jusqu'à la naissance des sous-clavières, et autres caillots d'artère pulmonaire. Rien aux valvules. Cavités pleines de sang noir visqueux.

Foie : augmenté de volume, gras et congestionné.

Rate : volume normal, friable et congestionnée.

Reins : congestionnés (striés rouges sur foncé jaune). Piqueté rouge des bassinets légèrement dilatés et contenant de l'urine trouble.

Estomac, *intestins*, *cerveau* : rien.

Utérus : recouvert de fausses membranes très minces blanchâtres et anciennes. En les détachant de la face postérieure de l'utérus on trouve sur cette face deux ou trois petites saillies blanchâtres du volume d'un grain de mil, remplies de pus. Volume augmenté. Muscle ferme, à la coupe il s'écoule quelques gouttelettes de pus.

Le col présente au niveau de la *lèvre postérieure*, allant vers la gauche et même un peu en avant le reste de la tumeur fibreuse du volume d'une noix et faisant saillie à la face postérieure de l'utérus. Elle est enchatonnée dans la lèvre postérieure, où elle est formée de nodosités blanchâtres qui ont la grosseur d'une noisette. Au centre des nodosités, foyer hémorrhagique.

Vagin normal.

Voici la note que mon ami le Dr Doléris, chef de laboratoire de l'hôpital de la Clinique, a eu l'obligeance de me remettre :

« *Examen macroscopique*. — La tumeur, débarassée d'une grande partie du sang par l'immersion prolongée, pèse encore, le 17 janvier 1882, 1,580 grammes. La forme est lobulée, les lobes sont séparés par un tissu lâche au milieu duquel rampent les vaisseaux volumineux qui vont du pédicule à l'intérieur des lobes. Au milieu des aréoles de ce tissu lâche se voient des *coagula* sanguins, rouge noirâtre, demi-solides, infiltrés de fibrine, traces de récentes hémorrhagies enkystées ; ailleurs le sang est infiltré dans la trame de la tumeur dont les éléments sont dissociés, le tissu ramolli, friable et fortement coloré.

« Dans les points qui n'ont été le siège ni d'infiltrations sanguines ni d'hémorrhagies considérables, le *tissu néoplasique* est blanc, dur, peu vasculaire et offre l'apparence du *fibro-myôme* utérin.

« *Examen histologique.* — Par la dissociation, on ne découvre que trois sortes d'éléments dont la proportion varie suivant les points, sans arrangement régulier :

« 1° Des fibres musculaires lisses de volume à peu près normal ou très peu augmenté, à noyau allongé, légèrement renflé dans certains de ses éléments ;

« 2° Des fibres cellules conjonctives courtes à gros noyau ;

« 3° Du tissu conjonctif adulte, principalement à la surface de la tumeur et le long des branches vasculaires d'un certain calibre où il constitue une sorte d'enveloppe lamelleuse mince et discontinue.

« *Nota.* — Au niveau du pédicule, il existe un revêtement incomplet formé par les tractus courts provenant du point d'implantation de la tumeur sur le col, et constitués par des éléments musculaires très *hypertrophiés* appartenant à l'utérus. On n'en trouve plus à la surface de la tumeur. Par les recherches les plus attentives, il a été impossible de découvrir des *nerfs*. Quelques cordons qui avaient à l'œil nu cette apparence, une fois dissociés, laissent voir qu'ils sont constitués uniquement par des tissus fibreux.

« Les coupes montrent qu'en certains points la tumeur est criblée de pertuis vasculaires. Parmi ces vaisseaux, les uns sont munis d'une tunique propre très épaisse, les autres sont uniquement constitués par l'endothélium. Ce qui est particulièrement remarquable, c'est l'abondance des vaisseaux à parois embryonnaires. On en trouve d'un assez gros calibre qui ne sont limités que par une collerette de cellules de nouvelle formation, (c'est l'explication des hémorrhagies diffuses dans la trame de certains lobes). Quant aux gros vaisseaux qui rampent en dehors de la tumeur à sa surface ou au niveau du pédicule, outre qu'ils ne sont pas renforcés par une gaine solide, leurs parois sont très minces. Le tissu fibro-élastique y prédomine notablement sur le tissu musculaire. Il existe à la surface de certains lobes des veines du volume d'une plume d'oie dont la paroi est absolument transparente à force de minceur. Cette paroi semble réduite à la tunique interne. Il y existe à peine quelques fibres conjonctives autour de l'endothélium. Les kystes sanguins remplis par les caillots solidifiés n'ont pas de paroi endothéliale propre. Leur cavité est lisse et irrégulière, limitée uniquement par le tassement des fibres conjonctives et musculaires. »

Telle est l'observation que nous avons recueillie dans tous ses détails ; on nous pardonnera sa longueur pour les faits intéressants qu'elle contient ; ces faits seront signalés dans le cours de ce travail sous des chapitres différents. Pour le moment, nous signalons ce point très curieux, dont nous avons déjà parlé au commencement de ce chapitre, l'*hypertrophie* énorme subie par le corps fibreux du col sous l'influence de la grossesse ; mais seulement à la fin de la grossesse. Ce qui distingue les fibromes du col des fibromes du corps de l'utérus qui subissent l'hypertrophie dès le début de la grossesse. N'ayant pas examiné la femme avant sa grossesse, nous ne pouvons pas dire si la tumeur existait auparavant et quel était son volume; mais il est très probable qu'elle s'est produite depuis le dernier accouchement, c'est-à-dire il y a quatre ans, et que la grossesse survenant a produit cette hypertrophie énorme, parce qu'on ne peut pas admettre qu'une tumeur pesant 1790 grammes puisse être passée inaperçue par la femme avant ou au début de la grossesse.

Cette hypertrophie a lieu surtout vers la fin de la grossesse dans les cas de fibromes du col, parce que ces tumeurs, siégeant dans le segment inférieur de l'utérus, n'augmentent de volume que quand ce segment subit des modifications sous l'influence de la grossesse, c'est-à-dire dans les trois derniers mois de la grossesse.

Les fibromes du segment supérieur de l'utérus s'hypertrophient, quand cette partie de l'utérus subit des modifications, c'est-à-dire au début de la grossesse. Enfin, pour expliquer cette hypertrophie il suffit de connaître l'identité de structure des fibromes et de l'utérus et aussi leurs connections utérines.

Les observations suivantes sont aussi des exemples d'hypertrophie des fibromes du col sous l'influence de la grossesse.

Obs. II (Danyau) (1). — Le 2 décembre 1845, je fus appelé vers une heure de l'après-midi, passage Tivoli, chez la femme d'un coiffeur, jeune créole d'une vingtaine d'années, accouchée depuis sept heures et demie du matin, chez laquelle je trouvais entièrement hors de la vulve une tumeur du volume de la tête d'un enfant de sept mois. Cette femme a fait trois avortements, le dernier il y a un an. Les premières douleurs à trois heures du matin. La sage-femme arriva à sept heures et elle reconnut à la vulve une tumeur qui n'avait pas les caractères de la tête et qui n'avait pas tardé à être repoussée au dehors ; ayant porté sa main au-dessus, elle avait senti les pieds de l'enfant, les avait saisis et avait extrait l'enfant vivant, un très petit garçon de sept mois et demi. Pendant cette extraction faite sans efforts, la tumeur avait encore été entraînée plus bas, et, depuis lors, était pendante hors de la vulve. La délivrance s'était effectuée sans peine. Toutes choses accomplies, l'accouchée avait été maintenue tranquille sur le dos et la tumeur convenablement soutenue entre les cuisses jusqu'à mon arrivée. Cette tumeur globuleuse, lisse et rougeâtre à sa surface, uniformément ferme dans toute son étendue, était exactement appliquée contre la vulve, mais cependant un peu mobile dans tous les sens. Du côté de la vulve, on sentait le pédicule qui la retenait, et le doigt

(1) Danyau. Journal de chirurgie de Malgaigne, 1846, vol. IV, p. 173.

porté dans le vagin pouvait facilement explorer ce pédicule jusqu'à son insertion au côté droit de la lèvre antérieure de l'orifice utérin. Plat, court, large de deux travers de doigt, d'une souplesse qui semblait indiquer qu'il était composé uniquement de tissu utérin, ce pédicule ne paraissait en effet qu'une élongation de la lèvre du col dans laquelle la tumeur avait pris naissance. Pas d'hémorrhagie, pas de douleurs. J'ai voulu débarrasser cette femme de ce polype fibreux ; la femme étant en position obstétricale, j'ai saisi la tumeur de la main gauche, le pouce et l'index sur la partie du pédicule la plus voisine de la tumeur, et, de la droite, armée d'un fort bistouri boutonné, je tranchai ce pédicule, rasant mes deux doigts. Ecoulement de sang peu abondant, qui cesse par une injection de vinaigre et compression d'une éponge sur le col. La femme est guérie; l'enfant vivant. Cette tumeur devait avoir une date récente. Elle devait avoir eu un accroissement très rapide, dû manifestement à la grossesse, parce qu'elle était absolument ignorée avant. Cette femme étant souvent debout, n'avait senti aucune pesanteur, aucune sensation d'un corps étranger poussé vers la vulve, aucune difficulté dans l'excrétion des matières fécales ou de l'urine, aucune perte.

Obs. III. (Mangiagalli) (1) — La nommée Consonni (Teresa), âgée de 38 ans, fille des champs, a eu déjà neuf accouchements, tous normaux et à terme, le dernier en octobre 1873. Les premiers symptômes d'un fibrome utérin sont perçus deux mois avant la grossesse actuelle. Elle entre à l'hôpital de Milan au mois de mars 1876, au septième mois de sa grossesse.

Au toucher vaginal, on trouve le col comprimé contre la concavité du sacrum et une tumeur remplissant l'excavation, ayant son siège sur le segment inférieur gauche de l'utérus et s'étendant dans la partie supérieure du col. C'est un fibroïde sous-muqueux du volume d'une tête d'enfant.

Au moment du travail, on met la femme sur les genoux et les coudes et on peut refouler la tumeur de bas en haut, au-dessus du détroit supérieur. On arrive alors facilement sur les membranes. Les douleurs continuant, un pied se présente à la vulve, on tire sur lui,

(1) Mangiagalli. In annali universali di medicina et chir., 1878, vol. 245, p. 297.

les fesses sortent et on fait l'extraction d'un enfant vivant, pesant 1460 grammes. Délivrance naturelle, mais la femme perd près de 500 grammes de sang. La malade a un peu de fièvre le lendemain et les jours suivants, les signes d'infection purulente surviennent, et elle meurt le 24 avril.

A l'autopsie, on trouve un fibrome sous-muqueux du volume de la tête d'un fœtus implanté à gauche sur la partie inférieure de l'utérus et sur la partie supérieure du col.

Nous remercions notre excellent ami, le Dr Zinni, pour la traduction de cette observation.

M. Mangiagalli fait remarquer spécialement que, deux mois avant la grossesse actuelle, la tumeur grosse comme un œuf de poule augmente peu à peu de volume et prend le volume d'une tête de fœtus à 8 mois. L'examen histologique de la tumeur confirme le diagnostic de fibro-myome.

Les observations IV, XVII, LIX et LXIX, sont aussi des exemples d'hypertrophie pendant la grossesse, surtout vers la fin de la grossesse.

En même temps que ces corps s'hypertrophient sous l'influence de la grossesse, ils subissent assez souvent une sorte de *ramollissement* qui est très important à étudier. M. Depaul a pu constater jour par jour ce ramollissement dans un cas de fibrome de l'utérus (Société de chirurgie 1868). En est-il de même pour les fibromes du col? Nous avons trouvé dans quelques observations ce ramollissement cité, mais il nous paraît moins fréquent que dans les fibromes du corps de l'utérus. Cela tient à ce que les fibromes du col de l'utérus sont souvent pédiculés, et précisément cette variété de tumeur se ramollit rarement. Le ramollissement peut-être *périphérique* ou *central*, le premier se faisant par une sorte d'imbibition des liquides, et le second, par une modification analogue à celle que subit l'utérus lui-même pendant la grossesse, est propre aux fibromes interstitiels. Ce ramollissement a ses avantages et ses inconvénients; les avantages très importants sont leur assouplissement au moment du travail, permettant ainsi à un accouchement spontané de se faire, et compensant en quelque sorte l'hypertrophie qui produit des effets contraires; les inconvénients sont les inflammations de ces tumeurs entraînant des métrites et des péritonites graves et souvent mortelles.

Nous donnons ici quelques cas de ramollisement des fibromes du col pendant la grossesse. Nous en citerons d'autres ultérieurement. Ici aussi le ramollissement s'observe surtout dans les derniers mois de la grossesse et au moment de l'accouchement, toujours pour la raison que nous avons déjà signalée.

Obs. IV (Charrier) (1). — La dame C..., âgée de de 26 ans, a eu trois couches heureuses; elle redevint enceinte à la fin d'août 1873, elle devait donc accoucher vers la fin mai 1874. Dès les premiers jours, elle fut malade, elle eu de l'anorexie, des vomissements, des douleurs abdominales qui retentissaient dans les reins. Dès les premiers jours de décembre elle éprouve de plus l'état anémique, des tiraillements douloureux dans les aines et dans les lombes. Je pratique le toucher vaginal et je constate d'abord un écoulement indolore et inodore *très considérable*; la matrice affaissée, déviée à droite. Je fais le diagnostic de grossesse de trois mois et demi à quatre mois compliquée *d'abaissement* et de *déviation utérine*; sans pouvoir trouver la cause

(1) Charrier. Annales de gynécol., 1875, t. III, p. 162.

de cette leucorrhée énorme. Le 20 décembre, les mouvements actifs du fœtus se font sentir à la mère, puis les symptômes douloureux augmentent et la malade se plaint d'avoir souvent envie de pousser comme pour accoucher.

Le 28. Je vais chez Mme C... et je trouve en effet une tumeur plus grosse qu'un œuf de dinde, qui fait saillie dans le vagin; elle paraît être le prolongement de la lèvre antérieure du col, je dis elle paraît, car il m'est impossible quelque soin que j'y apporte de savoir où est la base d'implantation. La tumeur augmente de volume et vers le milieu de janvier, l'accroissement de la tumeur fut telle que la malade ne pouvait plus marcher; elle restait à la chambre.

25 février. Une hémorrhagie assez abondante se déclare et s'accompagne des douleurs expulsives.

Le 26. Je trouve entre les lèvres de la vulve, la distendant, une tumeur comparable à un œuf d'autruche, dure, résistante, ne se laissant pas déprimer; elle est blanchâtre et d'aspect fibreux, la malade est très épuisée par les hémorrhagies et, consultant M. Guyon, on se décide à opérer.

5 mars. On prépare tout ce qu'il faut pour faire l'opération déjà faite par Danyan (obs. LIX), mais ce jour là la malade va bien, plus d'hémorrhagie, nous convînmes d'attendre.

Le 6. Douleurs d'expulsion qui cessent par des lavements de laudanum et du chloral.

Le 8. M. Guyon et moi constatons un commencement de *ramollissement* peu appréciable à la base de la tumeur, c'est-à-dire aussi haut que l'on peut porter le doigt dans le vagin.

Le 12. Hémorrhagie assez abondante, vomissements fréquents.

Le 18. Hémorrhagie, *ramollissement* à la partie droite et supérieure, écoulement fétide.

Le 20. Nous croyons la malade perdue, frisson, pouls 140, petit, misérable, ballonnement du ventre, vomissements porracés.

Le 21. Au matin, une légère amélioration s'est produite, la malade vomit moins souvent, la tumeur s'est tellement *ramollie* qu'elle se laisse déplacer de moitié. Les douleurs expulsives se déclarent vers les trois heures de l'après-midi, elles sont régulières elles continuent toute la nuit.

Le 22. A trois heures du soir un fœtus de sept mois est expulsé vivant, il meurt douze heures après sa naissance. La délivrance est naturelle. Entre les grandes lèvres pend une grande partie de la tumeur flasque et d'une fétidité extrême. Tout ce qui sort de la vulve est réséqué d'un coup de ciseau (12 centimètres de long sur 9 de large et 6 de hauteur).

Le 23. Les vomissements ont cessé, nous trouvons entre les grandes lèvres, la partie supérieure de la tumeur qui ressemble aux membranes enroulées sur elles-mêmes; elle est flétrie, une légère fraction se détache sans efforts, sans hémorrhagie (10 centimètres de long, 4 d'épaisseur).

Le 25. A la suite d'une tranchée utérine la malade rend une tumeur aplatie grosse comme un œuf de poule.

Le 29. Troisième tumeur de même nature et de même grosseur e encore rendue spontanément. Depuis cette époque la leucorrhée fétide cesse et la malade est guérie.

L'examen histologique des tumeurs fait par M. Monod montre que ce sont des fibro-myômes.

Cette observation montre d'une manière évidente le ramollissement des fibromes du col, mais seulemen tau septième mois de la grossesse, et aussi l'importance de ce ramollissement au moment du travail.

Le fait suivant en est un autre exemple, quoique un peu ancien.

Obs. V (Smellie) (1). — En 1774, une sage-femme crut reconnaître, chez une primipare, une tête engagée dans le vagin. C'était une tumeur ramollie sous l'influence de la grossesse. Après quelques douleurs, la tumeur se portait sur un des côtés du bassin, tandis que les membranes venaient s'appuyer sur l'autre. Le travail se termine par la naissance d'un enfant peu développé. Quelques mois après on fit la ligature du polype, qui s'insérait au col utérin.

Le ramollissement peut avoir lieu au moment du tra-

(1) Smellie. In Treatise on midwifery, 1778, vol. II, p. 329.

vail, alors il faut faire entrer aussi l'effet mécanique d'un travail long et prolongé.

OBS. VI (Inédite). — La nommée Lecœur, âgée de 18 ans, bonne constitution, primipare, réglée a 14 ans, régulièrement tous les mois pendant deux jours, dernières règles du 1er au 3 juin 1876, donc à terme. Nausées et vomissements pendant sa grossesse actuelle. Apparition des premières douleurs le 23 septembre à 8 heures du soir. Rupture spontanée des membranes, le 25 à trois heures du soir. Cette femme n'accouchant pas entre à la maternité de Cochin le 27 septembre 1876. On trouve une tumeur volumineuse siégeant à la partie postérieure du col et en s'engageant en avant de la tête. Cette tumeur est un corps fibreux ramolli par le fait de la grossesse et surtout du travail. On l'a considéré comme une infiltration séro-sanguine de la cloison recto-vaginale (1).

La dilatation du col se fait peu à peu ; elle est complète le 28 septembre à 2 heures du soir, et l'accouchement se fait spontanément quarante minutes après. Présentation O. I. G. A. Enfant mort-né (2500 gr.) Délivrance naturelle dix minutes après. Durée totale du travail 5 jours. Sortie guérie le 9 octobre 1876.

Dans certains cas le ramollissement envahit toute la tumeur, alors on peut sentir une sorte de fluctuation et prendre ces tumeurs pour des kystes comme nous le verrons dans le chapitre de diagnostic.

Dans d'autres cas le ramollisement est central c'est dans ces cas qu'au lieu d'être avantageux, cette modification peut être funeste en produisant une métrite ou une péritonite mortelles. Mais il faut aussi remarquer que souvent ces ramollissements sont dus à des manœuvres intempestives, et il est difficile de savoir au juste

(1) Nous pouvons affirmer qu'il s'agissait bien d'un fibrome parce que la femme est morte quatre ans plus tard à la suite d'une hystérectomie pratiquée pour des fibromes multiples.

l'influence qu'exerce la grossesse sur cette modification.

L'observation suivante est un exemple de cette sorte de ramollissement. La première partie de l'observation est absolument inédite, nous l'avons recueillie dans les registres de Cochin.

Obs. VII (Polaillon) (1). — Une femme âgée de 26 ans entre à la maternité de Cochin le 7 janvier 1874. C'est une primipare, réglée à 13 ans et toujours régulièrement; elle a eu ses dernières règles en mars 1873, elle est donc à terme. Elle a fait une chute pendant sa jeunesse.

Elle est en travail depuis le 4 janvier 1 heure du matin, elle va chez une sage-femme, laquelle pensant à une présentation vicieuse appelle un médecin qui fait le même diagnostic. La sage-femme rompt les membranes le 5 janvier à sept heures du soir, et voyant que l'accouchement ne se faisait pas, elle envoya la malade à Cochin. Dilatation complète à 1 heure du soir et l'accouchement se fait spontanément dans vingt minutes d'un enfant mort et macéré (de 2500 gr.), ayant une circulaire au cou, en O. I. G. A.

Hémorrhagie après l'accouchement, on fait la délivrance artificielle de suite après. Durée totale du travail quatre jours. La femme est prise de phénomènes de métro-péritonite et elle meurt six jours après.

A l'autopsie on trouve un myôme inséré sur le col, ramolli au centre et recouvert d'une couche extrêmement mince de tissu utérin.

M. Polaillon présente la tumeur à la Société de chirurgie, faisant remarquer d'abord l'erreur de diagnostic, à laquelle a donné lieu, au sujet de la présentation, aussi la longueur du travail par suite de la difficulté de la dilatation, le fibrome ayant envahi une grande partie du col, et enfin le déplacement de la tumeur dans une des

(1) Polaillon. Bulletin de la Société de chirurgie, 1874, p 106. Observation complétée par nous à l'aide des registres de Cochin.

fosses illiaques. Nous devons faire remarquer que le diagnostic n'a été fait qu'à l'autopsie.

Le ramollissement, sous l'influence de la grossesse et l'accouchement, a été signalé aussi dans les observations XVII, XLI, IL, XLVIII, LXXI, LXXII.

A part l'hypertrophie et le ramollissement des fibromes du col sous l'influence de la grossesse, nous avons trouvé aussi sous la même influence *l'irritabilité* de ces tumeurs, que Lambert avait déjà signalée, dans sa thèse inaugurale, pour les fibromes du corps de l'utérus. Ainsi ces tumeurs, qui sont ordinairement indolentes deviennent douloureuses par le fait même de la gestation, au point d'obliger les malades à garder le lit, ou de rester étendues dans la position horizontale. Ces douleurs sont dues probablement, aux irritations et aux inflammations de la tumeur. Nous avons déjà vu la démonstration de ce fait dans l'observation de Charrier (ob. IV.). Dans l'observation suivante, ces douleurs sont signalées, ainsi que l'atrophie des tumeurs après l'accouchement.

Obs. VIII (Playfair) (1). — Mme W..., âgée de 34 ans, s'est bien portée jusqu'en 1870. Au mois de mai de cette année le diagnostic de tumeur fibreuse est fait. En 1872, symptômes de dysurie, disparition de ces symptômes par suite du refoulement de la tumeur, qui se trouvait dans le vagin, au-dessus de l'excavation pelvienne. En 1873 cette femme se marie malgré les avis des médecins, et devient enceinte de suite après son mariage, en même temps elle sent des douleurs dans le bas-ventre et une gêne considérable. Du cinquième au neuvième mois; elle est obligée de rester étendue sur un sofa, les mouvements les plus légers produisant des douleurs vives. Je l'examine en août 1873, et je trouve l'abdomen considérablement distendu;

(1) Playfair. In obstetrical. Transaction of London, 1875, p. 182.

plusieurs tumeurs du volume d'une noix de coco sur le fond et une plus grande sur le côté gauche; par le toucher vaginal, je trouve une masse isolée du volume d'une grosse orange, qu'on sent immédiatement dans la lèvre antérieure du col, qui me donne quelque crainte pour le travail, autrement la cavité est libre, cette tumeur est de la variété sous-péritonéale. Le 21 novembre à dix heures du soir les douleurs commencent, les membranes se rompent de suite après et la femme accouche sans difficulté à minuit. Pas d'hémorrhagie. L'enfant est vivant. Six mois après, il ne reste qu'un ou deux petits nodules qd'on ne trouve qu'avec le toucher combiné au palper.

Elle redevient enceinte pour la deuxième fois et je l'accouche en janvier 1876, et je trouve un seul fibrome sur le côté gauche du fond de l'utérus, du volume d'un citron; l'accouchement a été facile et les suite de couches normales. Mais cette fois je ne constate pas l'atrophie de la tumeur après l'accouchement.

L'irritabilité des fibromes du col a été signalée aussi dans les observations IV, XXIII.

Nous avons vu que les fibromes du col, comme ceux du corps de l'utérus, subissent une hypertrophie sous l'influence de la grossesse, surtout vers la fin de la grossesse. Mais une fois la grossesse terminée, ces tumeurs reviennent-elles à leur volume normal? En d'autres termes, y a-t-il une *atrophie* de ces corps après l'accouchement? Cette question a été soulevée dans les grandes discussions de la Société de chirurgie, surtout dans la discussion de 1859, par Cazeaux, Depaul, Blot. Cette atrophie après l'accouchement existe en réalité dans beaucoup de cas, mais elle est loin d'être constante. Les tumeurs subissent en quelque sorte une sorte de régression fibromateuse, comme la régression utérine après l'accouchement, le tissu du myome étant identique à celui de l'utérus, et ayant des connexions intimes avec cet organe il subit la dégénérescence graisseuse comme le tissu utérin. Mais cette atrophie n'est pas complète, et on observe le plus souvent une diminution de volume de ces tumeurs après l'accouchement.

Les observations suivantes viennent à l'appui de ce fait.

Obs. IX. (Lever) (1). — On découvrit chez une femme qui attendait son second accouchement, un polype de la largeur de la main, mou, indolore, compressible, remplissant tout le vagin et inséré au côté droit du col. Le travail se déclara très lentement. Au deuxième jour la tumeur devient décolorée et flétrie à sa partie postérieure. Le travail s'avance; le col se dilate et l'enfant naît spontanément. Tout de suite après, la tumeur remonte dans le vagin. Un mois après on trouve la tumeur diminuée de volume, on ne sent qu'une très petite partie restée sur le col.

Obs. X. (Oldham) (1). — Une femme ayant un polype fibreux du col, qu'on avait pris pour une *inversion utérine*, (?) devient enceinte. Arrive à terme de sa grossesse sans accidents. L'accouchement ne se faisant pas spontanément on pratique la version. Puis on fait la délivrance artificielle. La femme guérit et la tumeur diminue de volume peu à peu, si bien qu'au bout de quatre mois on n'en trouve plus de trace.

L'atrophie après l'accouchement a été signalée aussi dans les observations VIII, XVII, XVIII, XXXVI.

Ainsi donc la diminution de volume des fibromes du col après l'accouchement est un fait indéniable ; mais nous ne pouvons pas admettre leur disparition complète quand bien même on ne sentirait rien au toucher il faut la démontrer par autopsie, ce qui n'a pas encore été fait.

(1) Lever. In Guy's Hospital Report, 1842, p. 71.
(1) Oldham. In Monat, für Jeb, 1853, Bd. 7.

Toutes ces modifications des fibromes du col que nous venons d'étudier sous l'influence de la grossesse et de l'accouchement, sont d'ordre *dynamique*, celles que nous allons étudier sont d'ordre *mécanique*, les premières appartiennent surtout aux fibromes interstitiels ou sessiles. les secondes appartiennent spécialement aux fibromes pédiculés.

Une des influences d'ordre mécanique que la grossesse et surtout le travail de l'accouchement exercent sur les fibromes du col, c'est leur *déplacement*. Cette modification très heureuse, et aussi le fait du ramollissement de ces tumeurs sous l'influence de la grossesse, expliquent les cas nombreux d'accouchements spontanés que nous verrons bientôt.

Le mécanisme de ce déplacement a été très bien étudié dans la remarquable discussion de la Société de chirurgie de 1868-1869, par MM. Depaul, Tarnier Blot et Guéniot. Ce mécanisme sera différent suivant que la tumeur siègera sur la portion sus-vaginale ou sous-vaginale du col de l'utérus; dans le premier cas, le déplacement se fait, le plus souvent, de bas en haut, allant du petit bassin au-dessus du détroit supérieur; dans le second cas, de haut en bas, sortant hors du vagin poussé par une extrémité fœtale, ou bien latéralement sur un des côtés du bassin.

L'observation de M. Guéniot est un cas remarquable de fibrome sous-péritonéal de la partie supérieure du col, se déplaçant au moment du travail de l'accouchement en remontant au-dessus de l'excavation. Nous le donnons ici en résumé.

Obs. XI. (Guéniot) (1). — Mme C..., âgée de 40 ans. Multipare. Examinée au huitième mois de sa grossesse, je trouve un développement énorme du ventre, gêne de respiration, compression des organes du petit bassin, amaigrissement extrème et un état fébrile. Au toucher vaginal tumeur volumineuse irrégulièrement arrondie, d'une dureté élastique remplissant l'excavation. Selon toute probabilité la tumeur émane de la partie supérieure droite et postérieure du col utérin auquel elle adhère par une large surface. La tumeur étant fixée dans le petit bassin on pense à l'opération césarienne. Examinée aussi par MM. Depaul et Tarnier qni conseillent d'attendre. A huit mois aucune modification dans la tumeur intra-pelvienne, même siège, même consistance. Arrivée à terme, premières douleurs à six heures du matin, à huit heures les membranes se rompent, à neuf heures la tumeur a subi un déplacement très sensible, elle est moins sensible au doigt et se trouve refoulée à droite et en arrière, de manière a laisser derrière le pubis une espace libre d'environ cinq centimètres (il y en avait trois à peine au commencement du travail). L'enfant se présente par le sommet en O. I. G. A. (la présentation étant transversale il y a dix jours, donc mutation). Vers deux heures de l'après midi la tumeur continue de s'élever peu à peu vers l'abdomen, à dix heures la tumeur remonte au-dessus du détroit supérieur, la tête prend de suite sa place et descend dans l'excavation. Et à deux heures du matin application du forceps au détroit inférieur. Enfant vivant. Durée totale du travail quatorze heures.

M. Guéniot explique ce déplacement ; d'abord, par l'effacement du col, dans les derniers jours de la grossesse, le col s'est rapetissé peu à peu pour se transformer en un simple orifice, sous l'influence des contractions utérines ; mais ce changement ne peut pas s'opérer sans tirailler les attaches de la tumeur. Plus tard, lorsque les contractions utérines auront acquis toutes leur intensité, elles exerceront des tractions puissantes sur les fibromes

(1) Guéniot. Bulletin de la Société de chirurgie, 1868, p. 292.

tout en dilatant le col; il peut arriver ainsi qu'il soit entraîné au-dessus du détroit supérieur.

Nous devons ajouter que ce sont surtout les fibres longitudinales qui agissent pour produire ce déplacement. Commes causes adjuvantes, l'écoulement d'une grande quantité de liquide amniotique provoquant le retrait des parois utérines, par conséquent l'élévation du segment inférieur et du col; l'attitude particulière qu'on fait prendre à la malade (en la faisant coucher dans le sens opposé que se trouve la tumeur); enfin la présence de l'extrémité fœtale au détroit supérieur, le fœtus fortement poussé de haut en bas, s'insinuant peu à peu dans l'espace libre du canal pelvien, en même temps que le fibrome serait sollicité en sens inverse par les mêmes contractions.

Ce mécanisme est vrai pour les fibromes sous-péritonéaux du col à large pédicule, ou bien encore pour les sous-muqueux siègeant à la partie supérieure du col; mais ces cas sont rares nous les avons vus signalés seulement dans les observations XV et XVII.

Le plus souvent les fibromes du col étant sous-muqueux et ayant un pédicule plus ou moins long en d'autres termes étant des véritables polypes fibreux, leur déplacement se fait, pendant le travail, de haut en bas. Une extrémité fœtale pressant sur la tumeur, par des contractions utérines, refoule la tumeur au-devant d'elle et la fait sortir hors de la vulve. L'observation suivante est un exemple de ce déplacement.

Obs. XII (Ramsbotham) (1). — Multipare. Un premier accouchement sans difficulté. Au deuxième accouchement la tumeur descend avant la tête, la tête expulse la tumeur ; sortie de la tête assez facile. Le polype fixé par un pédicule large et vasculaire à la partie extérieure de l'orifice du col. Je fais rentrer la tumeur dans le vagin pour qu'elle se réduise de volume avec l'utérus ; et un mois après, je fais la ligature du pédicule ; la tumeur tombe au cinquième jour.

Ce déplacement de haut en bas a été signalé dans les obs. V, XXVI, XXVII.

Mais si le pédicule n'est pas assez long pour pouvoir sortir avant la tête et pas assez fort pour résister à la force qu'exerce la tête ou le siège sur la tumeur au moment des contractions, il se rompt et la tumeur détachée du col sort dehors. Ainsi donc un autre effet de la grossesse ou plutôt du travail, c'est l'*expulsion spontanée* de ces tumeurs et par conséquent leur guérison.

Nous trouvons ce fait signalé dans deux observations, l'une, la suivante, et l'autre, l'obs. XXXIX. L'observation de Calmette (2), quoique donnée comme un cas d'hypertrophie du col, n'est autre qu'un polype fibreux expulsé au moment du travail.

Obs. XIII. (P. Dubois) (3). — Polype fibreux inséré sur le col chez une femme enceinte. P. Dubois devait pratiquer la ligature du pédicule, il fut obligé de s'absenter ; à son retour, la malade avait fait une fausse couche et le polype avait été expulsé.

On a signalé aussi l'expulsion spontanée des polypes

(1) Ramsbotham. Practice of midwifery, 1835, t. II, p. 473.

(2) Calmette. Bulletin de la Société de chirurgie, 1875.

(3) P. Dubois, rapportée par Marchal de Calvi. In Annales de chirurgie française et étrangère, 1843, p. 568.

fibreux du col pendant les suites de couches; nous avons trouvé ce fait dans l'observation suivante et dans l'observation XLVII.

Obs. XIV. (Kiferle) (1).— Une femme de 35 ans, ayant déjà eu des enfants, a des douleurs abdominales et des écoulements purulents par le vagin pendant sa grossesse actuelle. Au toucher on trouve un polype fibreux implanté sur col utérin. Cette femme arrivant à terme l'accouchement se fait normalement et spontanément d'un enfant vivant. Mais on fait une délivrance artificielle. La tumeur est détachée et expulsée pendant les suites des couches. La mère se rétablit facilement.

Le déplacement peut se faire aussi sur le côté du bassin et laisser passer ainsi le fœtus; nous avons vu dans les observations V et VII ce déplacement signalé.

Nous terminons ce chapitre par un cas curieux quoique un peu ancien de déplacement du fibrome sous l'influence de la grossesse et de l'accouchement, la tumeur s'élevant de bas en haut pendant la grossesse et sortant hors de la vulve après l'accouchement.

Obs. XV. (Boudon) (2). — Une femme portait dans la vulve une tumeur d'un volume considérable dont la base pendait entre les cuisses et qui était fixée par son pédicule à un point de la circonférence de l'orifice de l'utérus. Cette tumeur aurait paru il y avait seize ans pour la première fois à la suite d'une couche fort heureuse, elle rentrait facilement lorsqu'on la repoussait. Cette femme devint enceinte pour la seconde fois; la tumeur rentra alors progressivement par l'effet de l'élévation successive de l'utérus, cessa de paraître pendant la grossesse, et la femme accoucha heureusement d'un enfant

(1) Kiferle. Wur. con. Blatt., XLIX, 1875.

(2) Boudon. In Levret. Mémoire de l'Académie de chirurgie, 1757, p. 543.

à terme et vivant. Mais dès qu'elle fut rétablie la tumeur sortit de nouveau à la vulve. On l'enleva quatre ans après par une ligature.

Le tableau suivant peut servir comme résumé de ce chapitre, démontrant l'influence de la grossesse et de l'accouchement sur les fibromes du col de l'utérus. Nous l'avons fait sur 80 observations.

TABLEAU I.

Influence de la grossesse et de l'accouchement sur les fibromes du col de l'utérus.

Hypertrophie sous l'influence de la grossesse	7 fois.
Ramollissement	10 —
Irritation	3 —
Déplacement	9 —
Expulsion naturelle	4 —
Atrophie après l'accouchement	6 —

CHAPITRE III.

INFLUENCE DES FIBROMES DU COL DE L'UTÉRUS SUR LA GROSSESSE ET L'ACCOUCHEMENT.

1° *Influence des fibromes du col sur la fécondation.*

La rareté des fibromes du col utérin compliquant la grossesse est déjà une présomption de l'influence fâcheuse qu'ils exercent sur les phénomènes de la fécondation.

La stérilité produite par les corps fibreux du col a été observée en médecine vétérinaire; en effet, nous trouvons dans la « Pathologie vétérinaire de Lafosse » ce fait, très important à signaler, que chez les grands animaux domestiques on trouve les corps fibreux dans le col et pas dans le corps de l'utérus, et les vétérinaires ont remarqué que dans ces conditions les femelles restent ordinairement stériles malgré les copulations réitérées.

Cette stérilité est produite par des causes différentes. D'abord par l'oblitération du conduit utérin par la tumeur; le cas de M. le professeur Trélat démontre ce fait.

Obs. XVI. (Trélat) (1). — Une jeune femme de 21 ans environ devint enceinte peu après son mariage et fit une fausse couche du troisième au quatrième mois. A partir de cette époque stérilité com-

(1) Trélat. In thèse de Lefour, 1880, p. 80.

plète et apparition des phénomènes nerveux mal déterminés qui firent songer à une affection utérine. Deux années s'étaient écoulée depuis la fausse couche, lorsque M. Trelat, appelé par le médecin traitant, constata l'existence d'un corps fibreux du volume d'une noix qui remplissait exactement la cavité du col. L'ablation fut pratiquée non sans difficultés et bientôt après cette jeune femme redevint enceinte mais cinq mois plus tard elle avorta pour la seconde fois.

Une autre cause de la stérilité, c'est l'irritation produite par la présence du fibrome du col; cette irritation donne lieu à des contractions qui rapprochent fortement les parois du col, fermant l'orifice externe et rendant la fécondation impossible. En effet, ces tumeurs agissent comme des corps étrangers et produisent une sorte de spasme du col.

Dans l'observation suivante, la stérilité était due à la *contraction* spermatique du col.

Obs. XVII. (Stoltz) (1). — Une femme âgée de 26 ans, irritable, mariée depuis six ans sans avoir été enceinte, son mari est fort et bien portant. Vers le mois de juillet 1826 elle me consulte pour des spasmes très douloureux qui précédaient et accompagnaient les règles depuis qu'elle était menstruée. A l'examen par le toucher je trouve le col très ferme à son sommet presque cartilagineux, l'orifice externe hermétiquement fermé et ne cédant pas à la pression du doigt.

Je conseille alors de prendre huit jours avant l'époque menstruelle tous les deux jours, un bain composé d'eau simple et 8 à 10 litres d'une décoction de 20 onces d'herbes de ciguë et autant de jusquiame; en outre faire tous les jours deux fois une injection de la même décoction et pour la rendre plus efficace de la pratiquer couchée horizontalement, le bassin plus élevé que le reste du corps, de placer chaque fois une éponge sur les parties externes et de serrer les cuisses pour retenir aussi longtemps que possible la décoction en contact avec le

(1) Stoltz. La Clinique-Annales de méd. universelle, 1830, p. 346.

col utérin et le vagin. Au bout de trois mois elle devint enceinte. Rien de particulier pendant la grossesse. Vint le moment des couches. Alors de nouveaux spasmes du col se déclarèrent, et appelé près d'elle, je pratique le toucher et je trouve l'orifice de la matrice dilaté d'un pouce, son bord coupé en biseau et mince comme une feuille de papier. Dans l'épaisseur du segment inférieur derrière le pubis, un peu à droite et près de l'orifice se trouvait une tumeur du volume d'un œuf, molle mais très douloureuse ; c'était la callosite trouvée au col pendant l'état de vacuité de l'utérus qui en se ramollissant au moment de l'accouchement avait pris cet accroissement. L'orifice se dilate peu à peu et une application de forceps dans l'excavation termina l'accouchement. Elle accoucha depuis une seconde fois très facilement; donc atrophie après le premier accouchement.

. . . .

Les autres causes de stérilité dans le cas de fibrome du col se trouvent dans la *déviation* de l'organe, quoique plus rare que pour les fibromes du corps de l'utérus, et surtout dans la *leucorrhée* qui accompagne si souvent les polypes du col.

Ainsi donc quatre causes peuvent déterminer la stérilité: 1° oblitération du conduit cervical par la tumeur; 2° spasme du col; 3° déviation utérine; 4° leucorrhée.

. . . .

2° *Influence sur la grossesse.*

Il n'est pas rare de voir des cas dans lesquels, malgré la présence d'un fibrome du col, les femmes n'éprouvent pendant la grossesse rien qui puisse faire, chez elles, supposer quelque chose d'insolite. Leur santé ne cesse d'être parfaite, aucune pesanteur, aucune difficulté dans l'excrétion des matières fécales et de l'urine, aucune douleur ne se fait sentir, point de perte, point de sensation d'un corps étranger poussé vers la vulve, ou faisant effort pour la franchir, et la femme arrivée au terme de sa grossesse sans accidents, et ce n'est que dans les quinze derniers jours qu'elle s'aperçoit de la présence de la tumeur. Nous avons déjà vu dans notre première observation ce fait d'une manière évidente.

Mais les choses ne se passent pas toujours ainsi ; la présence du fibrome sur le col peut occasionner pendant la grossesse des *hémorrhagies* ; en effet, un des symptômes des fibromes du col, en état de vacuité, est l'hémorrhagie surtout à l'époque des règles. Ces hémorrhagies, au lieu de cesser, peuvent augmenter sous l'influence de la grossesse et devenir dangereuses.

Ces hémorrhagies peuvent paraître dès le début même de la grossesse ou bien vers la fin. Elles sont plus fréquentes dans les cas de fibromes du col que pour ceux du corps de l'utérus ; nous les verrons souvent signalées dans nos observations. Les observations suivantes mettent en évidence l'influence de la grossesse sur la production des *hémorrhagies* dans les cas de fibromes du col.

Obs. XVIII. (Lloyd Roberts) (1). — Une femme âgée de 35 ans, réglée à 14 ans, mère de neuf enfants. Accoucha d'un enfant mort-né en 1865, hémorrhagie très abondante une heure après, qu'on arrête facilement. Depuis faiblesses et hémorrhagies tous les quinze jours. Le 5 novembre 1866, hémorrhagie considérable avec expulsion de caillots qui a duré trois jours; on lui dit qu'elle a fait un avortement. Elle sent remuer au bout de quelques temps. Au toucher vaginal on trouve un polype gros comme une poire dépendant du col, le fœtus

(1) Lloyd Roberts. Lancet, 1867, vol. I, p. 333.

est vivant. Le 6 décembre, accouchement prématuré spontané à sept mois, pas d'hémorrhagie. La femme se rétablit complètement, l'enfant a vécu trois semaines. Le 31 janvier 1867, on trouve le polype diminué de volume, et on l'enlève avec l'écraseur de Braxtom Hicks, en quelques minutes, pas d'hémorrhagie. Elle se lève le douzième jour.

Obs. XIX. (Oldham) (1). — En 1851 on me pria de voir une dame mariée depuis cinq mois, elle eut ses règles une fois après son mariage et était à l'époque de ma visite enceinte de trois à quatre mois. Depuis les premiers jours de sa grossesse, elle avait des pertes de sang; ces pertes augmentaient avec la marche et le coït et lui faisaient douter de son état de grossesse. Sa santé était bonne, elle n'était pas anémiée. Au toucher vaginal je trouve un polype du volume d'une grosse prune avec un pédicule grêle. Je la fis reposer deux jours, puis je saisis une pince et je fis la torsion; il se sépara. La femme se rétablit et accoucha à terme sans accident.

Les hémorrhagies pendant la grossesse sous l'influence des fibromes du col ont été signalées dans les observations IV, XXXI, XXXVIII, L, LII, LIV, LV, LIII, LXV, LIV, LXVIII, LXIX, LXXIII.

Mais sous l'influence de la grossesse, l'hémorrhagie qui existait à l'état de vacuité peut cesser ; nous n'avons que le cas suivant comme exemple de ce fait.

Obs. XX (West) (2). — Une femme ayant eu depuis trois ans des hémorrhagies extrêmement abondantes, qui trois mois avant que je la visse avaient cessé sans cause connue. La suppression des menstrues n'ayant pas suffisamment fixé mon attention, j'excisai un polype fibreux du volume d'un petit œuf de poule, dont le court pédicule s'insérait sur la face interne du col utérin. Une perte abondante se

(1) Oldham. Guy's Hospital Report. 1853, p. 72.

(2) West. Leçons des maladies des femmes, traduit par Mauriac, 1870, p. 309.

produisit à la suite de l'opération sans aucun autre accident. Six mois après la femme accoucha à terme d'une grossesse méconnue.

Ces hémorrhagies doivent être distinguées de celles qui surviennent dans les trois derniers mois de la grossesse qui sont dues à l'insertion vicieuse du placenta ce que nous verrons dans le chapitre du diagnostic.

Mais le fibrome du col peut-il produire cette insertion vicieuse du placenta ?

Le fait est indéniable pour les fibromes du corps de l'utérus. Lefour en a trouvé 13 fois sur 307 cas, et l'explication est facile à donner dans ces cas. Mais les fibromes du col, se trouvant déjà sur le segment inférieur de l'utérus, empêchent l'insertion du placenta sur ce segment, à moins qu'il ne s'insère sur la tumeur même, comme dans le cas de M. Tarnier et aussi dans l'observation XLI.

Obs. XXI (Tarnier) (1). — Une femme morte à la suite d'une hémorrhagie causée par une implantation vicieuse du placenta sur le col. La perte, commençant à la fin de la grossesse, avait continué après la délivrance. A l'autopsie je trouve un corps fibreux, de médiocre volume, dans le col de l'utérus, au niveau même de l'insertion du placenta. C'était la cause de la persistance de l'hémorrhagie après la délivrance, et je pus m'assurer, trop tard, qu'on aurait peut-être pu y porter remède en enlevant la tumeur qui s'énucléa avec une grande facilité.

Ces deux faits d'insertion vicieuse du placenta sur la tumeur dans les cas de fibromes du col ne sont, je crois, qu'une simple coïncidence ; et on peut dire que les fi-

(1) Tarnier. Bulletin de la Société de chirurgie, 1869, p. 77.

bromes du col ne peuvent pas produire l'insertion vicieuse du placenta.

Nous devons étudier maintenant un autre point très important, c'est l'influence des fibromes du col sur la *marche* de la grossesse. En effet, l'*avortement* est signalé dans nos observations; mais avant tout il faut savoir qu'elle est la fréquence générale des avortements; c'est une question très épineuse. Mme Lachapelle croyait que sur 189 accouchements il y a un avortement, tandis que la statistique du dispensaire de Westminster fournit un avortement sur 3,5 accouchements. Tout dépend du milieu dans lequel ces statistiques ont été prises.

Nous avons trouvé, sur 73 cas dans lesquels les résultats sont notés, 8 avortements, soit 1 sur 9,19. Nous donnons ces chiffres sans leur attacher une grande importance pour les mettre à côté de ceux de Lefour, qui, observant sur les fibromes de l'utérus en général, a trouvé 39 avortements sur 227 cas, soit 1 sur 5,82, donc plus souvent que pour les fibromes du col; du reste nous reviendrons sur ce point.

Mais ce qu'on ne peut pas nier, c'est l'influence évidente de certains fibromes du col sur la marche de la grossesse; ainsi une femme ayant plusieurs avortements, on enlève le fibrome et elle a un enfant à terme. Voir le cas suivant.

Obs. XXII (Kidd) (1). — En 1863, au mois de février je fus appelé auprès de la dame D..., qu'on disait se mourir d'hémorrhagie. On me montre un fœtus de trois à quatre mois, et on pense qu'il y en a un

(1) Kidd. Dublin médical Journal, 1869, p. 219.

second dans le vagin. Il y avait rétention du placenta. Au toucher, je trouve une tumeur mobile et plus ou moins arrondie du volume d'une tête de fœtus de trois à quatre mois, avec un pédicule qui aurait été pris pour le cou de l'enfant; ce pédicule s'insérait sur le col utérin. Je fais la délivrance et l'hémorrhagie cesse. D... avait déjà eu trois accouchements à terme, puis elle a fait *six avortements* successifs de trois à quatre mois, sans qu'elle s'aperçoive de la présence de la tumeur. Le 19 avril, je sectionne la tumeur à l'aide d'un écraseur. Un an après elle a un accouchement à terme.

L'avortement est dû à l'irritation que cause la présence d'un fibrome du col, surtout d'un fibrome pédiculé. Cette irritation produit des contractions utérines, d'où l'expulsion de l'œuf. Ou bien l'avortement est encore dû à l'hémorrhagie utérine qui décolle le placenta, le sang passant entre les membranes et l'utérus.

Mais ce que nous avons observé plus fréquemment encore, c'est l'*accouchement prématuré*. Il est rare que l'accouchement arrive à terme quand il y a un fibrome du col et l'on voit très souvent l'accouchement se faire à huit mois et demi ou à huit mois et trois semaines.

Mais à côté de ces accouchements qu'on pourrait appeler presque à terme, il y a de véritables accouchements prématurés de 6 mois à huit mois et demi. Nous avons trouvé sur 73 cas de fibromes du col dans lesquels le résultat était donné, 10 accouchements prématurés, ce qui fait 1 sur 7.30, et 8 avortements, soit 1 sur 9.19. Voyons maintenant ce que donnent les chiffres de Lefour qui sont basés sur des fibromes en général : sur 227 cas, il a trouvé 23 accouchements prématurés, soit 1 sur 7.86, et 39 avortements, soit 1 sur 5.82. On voit, en comparant ces chiffres, que les accouchements prématurés sont plus fréquents que les avortements sous l'influence des fibromes du col, et le contraire est vrai pour les fibromes de l'utérus en général. Comment expliquer cette différence? L'utérus se développant aux dépens de son segment supérieur dans les premiers mois de la grossesse, un fibrome qui siège sur ce segment produira l'avortement; tandis que le développement du segment inférieur et du col se faisant dans les derniers mois de la grossesse, les fibromes de cette région produiront plutôt l'accouchement prématuré. Cette proposition avancée déjà par M. Forget n'avait pas été jusqu'à présent confirmée par des chiffres.

Les dix observations d'accouchements prématurés sont celles de Danyau, à 7 mois et demi (obs. II); de Mangiagalli, à 8 mois et demi (III); de Charrier, à 7 mois (IV); de Lloyd Roberts, à 7 mois (XVIII); de Mme Lachapelle, à 8 mois (XLIX); de Danyau, à 8 mois (LIX); de Pugh, à 6 mois (LXII), et les trois observations suivantes :

Obs. XXIII (Lever) (1). — Une de mes clientes ayant une tumeur fibreuse du col de l'utérus, avec ménorrhagie et pertes blanches, se marie. Elle devient enceinte 3 mois après. Elle souffre beaucoup pendant ce temps, et au sixième mois elle accouche avec une perte de sang abondante. Trois mois après, elle redevient enceinte, tout va bien jusqu'au sixième mois, alors un travail prématuré commence et une perte abondante suit l'accouchement. Au troisième jour elle a un frisson, une douleur intense du côté de l'utérus surtout au niveau de la tumeur. Guérison après une longue convalescence. Après la guérison on trouve la tumeur bien plus grande qu'après le premier avortement. La malade quitte le pays.

(1) Lever. Guy's hospital report, 1842, p. 31.

Obs. XXIV (Lever) (1). — Accouchement à sept mois, sans difficulté; présentation du siège, polype du volume d'un œuf de poule sur le col utérin, à large pédicule. Enlevé sept semaines après par une ligature qui tombe le sixième jour.

Obs. XXV (P. Dubois) (2). — Tumeur fibreuse des parois postérieures et latérales du col. Fibrome interstitiel du volume d'une tête de fœtus à terme. Accouchement prématuré à sept mois, et spontanément, l'enfant étant mort et macéré. Mère se rétablit.

On a signalé aussi des grossesses extra-utérines sous l'influence des fibromes de l'utérus; mais nous n'avons pas trouvé des cas de fibromes du col produisant une grossesse extra-utérine.

3° *Influence sur l'accouchement.*

Les influences des fibromes du col de l'utérus sur l'accouchement sont de divers ordres. Nous devons chercher d'abord si ces corps produisent plus souvent des présentations autres que celles du sommet, comme le fait a été démontré pour les fibromes de l'utérus en général (voir la thèse de Lefour); puis nous étudierons leur influence sur la marche du travail de l'accouchement, les dystocies qu'ils peuvent produire, et enfin les complications qu'on peut observer par le fait même de leur présence.

(1) Lever. Guy's hospital report, 1842. p. 109.

(2) P. Dubois. Thèse de concours pour le professorat, 1834, p. 11.

Influence des fibromes du col de l'utérus sur les présentations du fœtus. — Pour démontrer cette influence, il faut avant tout savoir la fréquence relative des présentations en dehors de tout état pathologique. D'après la statistique de M. Depaul, qui porte sur 16,233 accouchements, nous trouvons :

15.119 présentations du sommet, soit 1 sur 1.07 ou 93 0/0.

633 présentations du siège, soit 1 sur 25 ou 3.9 0/0.

189 présentations du tronc, soit 1 sur 85,9 ou 1.16 0/0.

Sur nos 80 cas, les présentations sont notées 35 fois seulement, et sur ces 35 cas, nous trouvons 26 présentations du sommet, soit 1 sur 1.35 ou 74.62 0/0.

9 présentations du siège, soit 1 sur 3.9 ou 25.9 0/0.

Quoique cette statistique ait été faite sur un petit nombre d'accouchements, elle prouve au moins que les présentations de l'extrémité céphalique sont diminuées et celles du siège augmentées quand l'accouchement est compliqué d'un fibrome du col.

Quelle est la cause de cette fréquence relative des présentations du siège?

Pour répondre à cette question, nous devons d'abord faire remarquer que chaque fois qu'on a signalé dans les observations une présentation du siège, la tumeur était très volumineuse. Dans notre observation, elle pesait 1,790 grammes; dans les deux cas de Danyau, avec présentation du siège, les tumeurs étaient volumineuses, l'une pesait 650 grammes; les tumeurs remplissaient donc l'excavation pelvienne tout entière et il n'y avait pas de place suffisante à l'engagement d'une partie fœtale. Il n'y avait donc pas de présentation proprement dite.

C'est dans ces cas qu'on observe des mutations multiples, les régions fœtales étant mobiles au-dessus du détroit supérieur. Vers la fin de la grossesse et souvent au moment du travail, il y a un espace libre entre la tumeur et le détroit supérieur cet espace étant le plus souvent petit, ce sera la partie la plus petite du fœtus qui s'y engagera, c'est-à-dire le siège, qui a ses diamètres plus petits que l'extrémité céphalique. Cette explication nous paraît raisonnable parce qu'elle est basée sur la loi d'accommodation, si bien formulée par M. le professeur Pajot. « Quand un corps solide est contenu dans un autre, si le contenant est le siège d'alternatives de mouvements et de repos, si les surfaces sont glissantes et peu anguleuses, le contenu tendra sans cesse à accommoder sa forme et ses dimensions aux formes et à la capacité du contenant. »

La forme et la capacité de l'utérus changeant par la présence de fibromes sur le col, surtout de fibromes assez volumineux, et l'extrémité pelvienne du fœtus étant plus petite que la tête, et par ses diamètres et par suite de la compression incessante qu'elle supporte pendant neuf mois, s'accommode mieux dans l'espace laissé libre par la tumeur que l'extrémité céphalique.

Les fibromes du col sont souvent la cause de *dystocies*; plus que les fibromes du corps de l'utérus, ils ont une influence toute particulière sur la marche du travail. Par leur présence dans la filière pelvienne, ils agissent comme de véritables bouchons, fermant ce passage et empêchant la sortie du fœtus. C'est une influence purement mécanique apportant dans sa suite des accidents, tels que des contractions spasmodiques de l'utérus, de la rupture de l'utérus ou de l'inertie utérine. Enfin, accouchement impossible par les voies naturelles. Une influence d'ordre dynamique agissant sur le col lui-même, c'est la difficulté de sa *dilatation* au moment du travail. Ce fait s'observe surtout dans les cas de fibromes interstitiels.

Mais il n'est pas rare de voir l'accouchement se faire normalement et spontanément, tout dépend du volume, de la constitution, de la variété, de la mobilité ou de l'immobilité de ces tumeurs.

Nous avons déjà vu les modifications que ces corps subissent sous l'influence de la grossesse et de l'accouchement. Leur ramollissement ou plutôt leur assouplissement et surtout leur mobilité ou leur petit volume expliquent ces accouchements normaux et spontanés.

Les observations suivantes sont des exemples de ces accouchements spontanés et faciles : II, III, IV, VIII, X, XII, XIII, XIV, XX, XXVIII, XIX, XXIV, XXV, etc.

Obs. XXVI (Giout) (1). — Une femme accouche heureusement; une tumeur avait été expulsée de la vulve pendant la parturition, précédant la sortie d'un fœtus à terme. Aucun accident, pas de perte après la délivrance. Giout reconnaît l'existence d'un polype utérin, descendu dans le vagin, dont le pédicule, implanté au côté droit du col de la matrice, lui parut être aplati, large environ de deux travers de doigt, le corps de la tumeur qui occupait la vulve avait le volume de la tête d'un enfant nouveau-né. Giout lia le pédicule le plus près possible à l'orifice utérin.

Le lendemain il fit l'excision de la tumeur.

(1) Giout. In Levret. Mémoire de l'Académie de chirurgie, 1757, p 543.

D'autres fois l'accouchement se fait bien spontanément, mais après un travail long et pénible durant plusieurs jours. Dans l'obs. VII, le travail avait duré quatre jours ; dans l'obs. VI, cinq jours ; dans l'obs. XXXII, 6 jours. Dans la suivante le travail a duré aussi six jours et l'accouchement s'est terminé spontanément au bout de ce temps.

Obs. XXVII (Pordham) (1). — Une femme, âgée de 35 ans, en travail depuis six jours, commence seulement alors à éprouver des douleurs plus vives et franchement expulsives. Par le toucher on constate, dans le vagin, une tumeur volumineuse et solide implantée sur la partie postérieure de l'orifice utérin. Cette femme, mariée depuis dix ans, avait eu quatre enfants morts-nés dans ce laps de temps ; à chaque accouchement une tumeur sortait de la vulve poussée par le fœtus. Jamais de souffrance qu'un tiraillement causé par la pesanteur. Malgré cet obstacle la parturition s'opéra cette fois encore. M. Clough, appelé en consultation, constate la continuation des efforts expulsifs, après la délivrance et reconnaît la double insertion du polype au col de l'utérus et à la partie supérieure et postérieure du vagin. Une ligature fut placée autour de son pédicule, l'application de cette ligature fut très douloureuse et la femme, déjà fort épuisée, succomba le lendemain de l'opération, sans avoir présenté ni douleurs, ni vomissements, ni autres signes de métro-péritonite.

Le travail long et pénible peut causer la mort de la femme par épuisement malgré la délivrance.

Obs. XXVIII (Mme Lachapelle) (2). — Travail long et pénible. Extraction de l'enfant. Mort de la mère. Tumeur dure et d'un tissu fibro-cartilagineux, développée dans la lèvre postérieure de l'orifice utérin.

(1) Pordham. In Forget. Bull. Thérapeutique 1846.

(2) Mme Lachapelle. Pratique de l'accouchement, 1825, II, p. 302.

Ce sont surtout les fibromes interstitiels du col ou les sous-muqueux sessiles qui empêchant la dilatation du col et étant plus fixés et se trouvant situés plus haut pour être enlevés, qui donnent lieu à des dystocies des plus graves. Dans ces cas aussi on peut espérer l'assouplissement de la tumeur, ou bien l'enfant étant mort et macéré peut s'aplatir et l'accouchement peut se faire spontanément.

Les observations suivantes et celle de Mme Lachapelle (obs. XIV) sont des cas d'accouchement spontané par suite de l'aplatissement du fœtus, par son passage dans la filière pelvienne rétrécie par un fibrome du col.

Obs. XXIX (Chaussier) (1). — Enfant extrait mort-né. Mère morte. Autopsie. Tumeur fibreuse, grosse comme la tête du fœtus, dans l'épaisseur de la lèvre postérieure du col et de son orifice. La tête de l'enfant est écrasée par son passage dans le canal pelvien.

Obs. XXX (Mme Boivin et Dugès) (2). — Une femme, accouchée à la Maternité de Paris, mourut de la péritonite et offrit dans les parois du col de l'utérus une tumeur fibreuse du volume du poing ; le travail avait été long, très pénible ; la tête n'avait pu passer qu'en s'écrasant contre les parois du bassin.

Obs. XXXI (E. Martin) (3).—Une femme, ayant eu déjà plusieurs enfants, a eu des douleurs abdominales et des hémorrhagies pendant sa grossesse actuelle. E. Martin trouve sur le col de l'utérus une tumeur fibreuse grosse comme la tête d'un homme. L'enfant se présente par le sommet et l'accouchement se fait spontanément; l'enfant pesant 3500 grammes mort et ayant sa tête aplatie au moment de son passage par la filière pelvienne. La mère se rétablit.

(1) Chaussier. In Béclard. Bull. de la Faculté, 1820, p. 169.
(2) Mme Boivin et Dugès. In Maladies de l'utérus, 1833, I, p. 323.
(3) E. Martin. In Berlin Klinih. Woche. 8 nov, 1875.

Dans l'observation suivante l'aplatissement de la tête n'a pas suffi pour terminer l'accouchement, il a fallu employer le crochet.

Obs. XXXII (Amand) (1). Je fus appelé en 1693 à Monthéry pour secourir la femme d'un médecin qui était en travail depuis six jours entiers. Les eaux s'évacuèrent le lendemain des premières douleurs; deux jours s'étaient écoulés et l'accouchement ne s'effectuait pas; un chirurgien ayant alors touché la femme déclara que l'enfant se présentait par une fesse et il se mit en devoir de terminer l'accouchement sans en venir à bout. Le mari alarmé toucha la femme et il reconnut dans le col de la matrice la présence d'une tumeur de la grosseur du poing, la tête de l'enfant aplatie entre les os du passage. Pour terminer l'accouchement, j'introduis ma main droite dans le vagin, et avec la gauche je porte un crochet sur la tête de l'enfant que je parviens ainsi à extraire.

Dans d'autres cas l'accouchement ne peut se faire que par une opération obstétricale ou par une opération chirurgicale, ce que nous verrons dans le chapitre du traitement.

Si on n'a pas pu agir à temps ou bien si une opération chirurgicale a été impossible, une *rupture de l'utérus* peut arriver. Ici le corps fibreux du col a été pour ainsi dire une cause indirecte de cette rupture dont le mécanisme est facile à concevoir. La rupture de l'utérus a été signalée dans les deux observations suivantes.

Obs. XXXIII. (Fabrice de Hilden) (2). — Appelé près d'une femme en travail depuis 6 jours, elle était agonissante. Elle succombe la nuit suivante. A l'autopsie on trouve la matrice déchirée et la tête de l'enfant qui avait passé par l'ouverture dans la cavité de l'abdomen.

(1) Amand. Levret. Mémoire de l'Acad. de Chirurgie, p. 545, 1757

(2) Fabrice de Hilden. Obs. chir. cent. obs. XL, Tome III, p. 189, 1646.

La difficulté de l'accouchement venait d'une tumeur grosse comme la tête d'un enfant, près de l'orifice de la matrice, adhérant au col.

Obs. XXXIV. (Améline) (1). — Une femme âgée de 40 ans, mariée à 24 ans a eu douze enfants le dernier il y a 16 mois, toujours sans accidents et sans difficultés. En travail depuis quelques jours. Rupture artificielle des membranes. Ergot de seigle donné par une sage-femme. Douleurs très-vives et sensation de déchirure sentie dans le ventre par la femme ; au toucher vaginal, tumeur dure et résistante, arrondie et immobile (prise pour la tête du fœtus enclavé). Enfant mort, présentation du sommet en O. I. G. A. Opération césarienne faite par M. Hélot à la Maternité de Rouen. Mort 18 heures après l'opération.

Autopsie. Déchirure sur la face antérieure de l'utérus. Tumeur fibreuse ossifiée du col, adhérant à sa face postérieure, 10 centimètres de longueur et 9 de largeur, pesant 633 grammes.

Déjà dans le cas de Fabrice de Hilden nous trouvons la femme morte sans avoir été délivrée. Dans le cas suivant, la femme est morte aussi sans être délivrée.

Obs. XXXV. (Zeller) (2). — Une tumeur dite athéromateuse, adhérant au col de l'utérus et remplissant l'excavation pelvienne. En travail depuis 13 jours, accouchement impossible. Mort de la mère non délivrée.

Dans l'obs. XXXVIII, la mère est morte aussi non délivrée.

Nous avons dit plus haut que les fibromes interstitiels du col empêchent la dilatation du col de se faire ; bien que ces tumeurs aient la même structure que l'utérus et qu'elles subissent souvent le ramollissement comme le

(1) Améline. Thèse de Paris, 1881, p. 13.
(2) Zeller. In Voigtel. Sémiologie obst., p. 59.

col pendant la grossesse. Mais il n'existe pas de continuité directe entre les fibres du col de l'utérus et les fibres de ces tumeurs, elles ne subissent donc pas d'autres modifications que leur déplacement sous l'influence des contractions des fibres longitudinales de l'utérus et la dilatation ne peut se faire qu'aux dépens des parties du col qui sont restées indépendantes de la tumeur. En somme cette influence des fibromes sur la dilatation du col est la même que pour tous les néoplasmes du col, produisant une rigidité pathologique du col.

Dans l'observation suivante, quoique la dystocie ait eu pour cause autre chose qu'une rigidité pathologique due à un fibrome du col, je la donne ici parce qu'elle démontre cette influence des fibromes sur la dilatation, et aussi à cause des erreurs de diagnostic auxquelles elle a donné lieu.

Obs. XXXVI. (Cadéac) (1). — Une femme était à son troisième accouchement, les deux précédents n'avaient rien d'anormal ; sa troisième grossesse n'avait rien présenté non plus qui méritât d'être signalé. Elle était à terme et souffrait déjà depuis plusieurs heures quand elle arrive à la Clinique des accouchements de Paris, dans la soirée du 24 septembre 1858, à l'époque où M. Pajot était chargé de service en l'absence de P. Dubois. La sage-femme la toucha et constata l'existence d'une grosse masse molle, spongieuse qu'elle prit d'abord pour le *placenta*. D'autres crurent à une présentation de *l'épaule* avec une issue des bras. M. Pajot appelé bientôt après examina avec beaucoup de précaution et constata qu'il s'agissait d'une tumeur développée dans la partie gauche du col de l'utérus, tumeur qui entravait la dilatation du col, et pouvait déjà faire penser soit par les entraves qu'elle apportait à la dilatation soit par son volume propre qui n'était pas moindre que celui du poing, à un accouchement extrê-

(1) Cadéac. Thèse de Paris, 1859, p. 18.

moment laborieux. La dilatation se produisit cependant aux dépens de la portion saine du col, mais, malgré cela, le lendemain matin, la tête n'était pas descendue et ne pouvait franchir le col de l'utérus, à cause de la barrière que formait la tumeur. Comme la femme était déjà très affaiblie, M. Pajot appliqua le forceps. On pensait que les efforts de la mère achèveraient l'expulsion ; il n'en fut rien. Alors, comme on n'entendait plus les battements du cœur fœtal, M. Pajot, n'hésite pas à faire opérer des tractions sur la tête ; ces tractions furent sans résultats, quoiqu'on les exercât avec une extrême énergie. M. Pajot soupçonnant un vice de conformation de la portion du fœtus qui était encore contenue dans les parties maternelles appliqua le céphalotribe, pour les diminuer le volume. Après trois applications successives de cet instrument un des aides ayant renouvelé les tractions avec la main, parvint à ramener le fœtus. On eut alors l'explication des difficultés qu'avaient nécessitées tous ces efforts ; car le ventre du fœtus était distendu par une quantité considérable de liquide et son foie était très notablement engorgé. Les suites des couches furent normales, car cette femme qui était sortie de l'hôpital quinze jours après son accouchement, était revenue un mois après. On put constater que la tumeur était beaucoup moins volumineuse. Elle fut opérée par M. Jobert au mois de novembre.

L'observation suivante quoique un peu ancienne est un autre exemple de cette influence dynamique sur la dilatation du col.

Obs. XXXVII. (Vincenzo Michelacci) (1). — Accouchement très difficile à cause d'une tumeur solide et arrondie qui siégeait dans l'orifice utérin, cette tumeur empêchait la dilatation du col. La tumeur fut excisée et la tête étant déjà engagée on fit une application du forceps sur elle, et l'enfant est né vivant. La femme avait de plus un prolapsus du vagin.

(1) Vincenzo Michelacci. Histoire d'un accouchement compliqué. Florence, 1791.

Cette difficulté de la dilatation du col sous la même influence a été signalée aussi dans les obs. VI et VII.

Nous avons déjà étudié les hémorrhagies qui produisent les fibromes du col pendant la grossesse, plus que ceux du corps. Ces *hémorrhagies* sont encore assez fréquentes et plus graves au moment de l'accouchement. Ces hémorrhagies sont dues à l'irritation et à la grande vascularité du tissu utérin qu'enveloppe la tumeur surtout dans les cas de fibrome interstitiel; rarement elles se font directement de la surface de la tumeur. L'observation suivante qui est un cas de mort par hémorrhagie, manque malheureusement de détails.

Obs. XXXVIII (Hayes) (1). — Une femme morte d'hémorrhagie dans le cours de sa grossesse sans qu'on puisse l'arrêter. A l'autopsie on trouve un enfant mort qui se présente par le sommet, les membranes non rompues et le placenta non décollé, ni sur le segment inférieur de l'utérus. On trouve pour expliquer cette hémorrhagie mortelle un fibrome interstitiel de la lèvre antérieure du col, qui pourrait être énucléé facilement avant la mort.

La suivante est un cas d'hémorrhagie assez grave pendant le travail.

Obs. XXXIX (Pohl) (1). — Primipare, travail prolongé. Hémorrhagie assez considérable avec descente d'une tumeur dans le vagin dont le pédicule s'insère sur le col. Application du forceps sur la tête pendant que la sage-femme soutenait la tumeur. La tumeur se détache au moment du passage des épaules. La femme se rétablit; il n'y a plus d'hémorrhagie.

(1) Hayes. Obs. Transac. of London, 1877, p. 114.
(2) Pohl. In Monatchr. für Geb., 1865, janvier.

La *délivrance* étant le dernier temps de l'accouchement voyons si les fibromes du col peuvent avoir une influence sur elle. En général la délivrance se fait naturellement dans ces cas; mais on a signalé des cas de *rétention du placenta* amenant à leurs suites des accidents graves. Cette rétention du placenta a été notée dans les avortements de trois à quatre mois, parce que dans ces cas le placenta étant plus volumineux que le fœtus, ne peut pas passer aussi facilement par le canal où le fœtus plus petit a pu passer. Nous avons vu dejà un cas de la rétention du placenta avec une hémorrhagie assez grave à la suite d'un avortement de quatre mois (obs. XXII).

L'observation suivante que nous avons recueillie dans les registres de la Maternité de Cochin est un autre exemple de la rétention du placenta dans un cas d'avortement de trois mois avec des suites de couches graves.

Obs. XL. (Inédite.) — Femme âgée de 28 ans, primipare. Réglée à 16 ans régulièrement durant 2 jours. Enceinte de trois mois. Avortement de trois mois fait en ville sans cause connue. Rétention du placenta. Entrée à Cochin le 15 février 1877. On trouve un corps fibreux gros comme le poing développé dans la lèvre antérieure du col et dans la paroi antérieure de l'utérus. Lochies fétides, bientôt combattues par des injections désinfectantes. Métrite consécutive. Pas de manœuvres pour l'extraction des débrits du placenta. Le dixième jour apparition brusque d'une péritonite suraiguë. Mort 12 heures après.

Autopsie. Pus dans le péritoine. Fibrome de la lèvre antérieure du col s'étendant dans la paroi antérieure de l'utérus.

Jusqu'à quel point cette rétention du placenta est-elle due à la présence d'un fibrome du col? N'est-il pas assez fréquent d'observer ces rétentions dans les avortements odinaires de trois mois? Oui, ces rétentions du placenta sont assez fréquentes, sans qu'il y eût de tumeur du col; mais il est aussi rationnel d'admettre que la présence de ces tumeurs aggrave beaucoup la situation et influe beaucoup sur le pronostic.

Dans le cas suivant, si la femme n'avait pas succombé à l'éclampsie, la délivrance serait très difficile, le placenta adhérant à la tumeur.

Obs. XLI. (Mme Boivin et Dugès) (1).—Couturière, 22 ans, accouchement à terme, enfant vivant; cinq heures, après attaque d'éclampsie. Mort au bout de 24 heures.

Autopsie. Le col utérin resté dans un état de relâchement complet est occupé par une tumeur d'un rouge brun, longue de trois pouces, épaisse de deux et demi dans un sens et de quinze lignes dans l'autre, un pédicule plat, presque aussi large qu'elle, mais épais au plus de deux lignes, la suspendant au bord postérieur de l'orifice utérin de la matrice. Le placenta inséré sur la paroi postérieure de l'utérus était en partie adhérant à la région antérieure du polype, lequel est très ramolli.

Enfin dans nos observations nous n'avons vu signalé que quatre fois la *délivrance artificielle.*

En somme, les influences des fibromes du col sur l'accouchement sont:

1° Diminution des présentations du sommet et augmentation de celles du siège; 2° travail long et pénible; 3° irrégularité des contrations; 4° difficulté de la dilatation du col; 5° mutilation du fœtus; 6° rupture de l'utérus; 7° accouchement impossible; 8° hémorrhagies;

(1) Mme Boivin et Dugès. Maladies de l'utérus, 1833, I, p. 380.

enfin 9° rétention du placenta. Ces quatre derniers étant plutôt des complications.

4° *Influence sur les suites de couches.*

En général quand les suites de couches sont anormales dans les cas de fibromes du col, elles sont dues à des manœuvres et à des opérations plus ou moins sérieuses qu'on est obligé de faire pour terminer l'accouchement. On observe alors des métrites, des métro-péritonites et des accidents d'infection purulente. Mais la longueur du travail seul peut suffire pour produire des suites de couches graves ou même la mort par épuisement ; exemple, les obs. XXVIII, XXIX et la suivante.

Obs. XLII (Squercé) (1). — Travail long et pénible. Accouchement spontané. Présentation du siège. Enfant vivant. Mort de la mère par épuisement, par suite de la longueur du travail. Une tumeur grosse comme une tête de fœtus dépendant du col utérin. Plusieurs autres disséminées.

Ou bien encore on peut observer des hémorrhagies secondaires plusieurs jours après l'accouchement. Ainsi depuis le premier jour de sa grossesse jusqu'à la fin de la puerpéralité la femme est exposée aux hémorrhagies par la présence des fibromes dans le col : ce fait est caractéristique. Déjà dans l'observation XXIII nous voyons une perte abondante après l'accouchement ; la suivante

(1) Squercé, Breslau. Monest. f. Geb., 1865, p. 139.

est un cas d'hémorrhagie dix jours après l'accouchement.

Obs. XLIII (Ramsbotham) (1). — Une femme, mère de deux enfants, accouche à terme le 5 janvier 1845. On trouva une masse sortie de la vulve avant l'expulsion du placenta: on la rentra dans le vagin. Trois jours après, au moment des efforts de la défecation, une tumeur grosse comme une orange sortit en dehors : on la rentra encore une fois. Huit jours après, la femme a une hémorrhagie très grave; je fis alors le diagnostic de polype du col de l'utérus attaché à sa lèvre antérieure, du volume d'une poire; je fis la ligature et la femme guérit.

Dans le cas que nous avons observé à la clinique des accouchements (obs. I), les suites de couches ont été très graves avec des phénomènes de la septicémie puerpérale des plus marqués et une pleuro-pneumonie infectieuse. Mais ce qui fut remarquable dans ce cas, c'était les *transpirations* excessives qui n'ont pas manqué un seul jour; ce fait a été signalé dans les septicémies puerpérales, mais jamais de cette intensité.

Une autre complication des fibromes du col est la *descente de la matrice*, elle a été déjà signalée pendant la grossesse dans l'observation IV; mais elle survient surtout pendant l'accouchement et pendant les suites de couches. Cette complication est facile à expliquer et par le poids de ces tumeurs et par leur siège à la partie inférieure de l'utérus, entraînant cet organe avec elles quand elles sont pressées de haut en bas par une extrémité fœtale.

(1) Ramsbotham. In Med. Times et Gazette, p. 12, 1853.

L'observation suivante, intéressante aussi pour d'autres points, est un cas d'abaissement total de l'utérus.

Obs. XLIV (Borret) (1). — 31 ans, enceinte de son sixième enfant et en travail. Je trouve une tumeur charnue, remplissant le vagin et derrière elle l'orifice complètement dilaté. Après la rupture des membranes je sentis la tête arriver au niveau du pubis. Je vais à la recherche des pieds et je parviens, mais non sans peine, à extraire l'enfant qui, né dans un état de mort apparente, fut ranimé par l'insufflation au bout d'une demi-heure. Délivrance spontanée. Huit jours après, de violentes contractions surviennent, faisant croire à un second enfant. Ces contractions durent plusieurs heures et la tumeur vaginale tendait à s'engager à l'orifice vulvaire. Une consultation n'aboutit à rien d'actif et les douleurs expulsives continuent. Le lendemain, une tumeur charnue, de couleur livide, sortait par le vagin et s'avançait de plus en plus à chaque douleur. La malade, au milieu des plus vives douleurs, s'affaisse de plus en plus et succombe dans la soirée.

A l'autopsie on trouve l'utérus bien rétracté; son orifice était *abaissé* jusqu'à la vulve par une tumeur, naissant au moyen d'un large pédicule de la demi-circonférence postérieure de l'orifice. Elle pesait 3 livres 15 onces (mesure anglaise).

Dans l'observation suivante, la descente de la matrice est signalée, ainsi que l'inflammation de la tumeur après l'accouchement.

Obs. XLV (Smellie) (2). — Une femme enceinte et en travail, âgée de 26 ans, consulte en 1774 une sage-femme, qui trouve la tête du fœtus dans le vagin et une grosse tumeur dure et arrondie. Un chirurgien appelé pousse, avec grande difficulté, la tête au delà de la tumeur, et l'accouchement terminé, on trouve une descente de la matrice. Quelques mois après, la tumeur s'enflamme ; c'est alors que je

(1) Borret. In Danyau. Journal de Malgaigne, 1846, p. 178.
(2) Smellie. Treatise on midwifery, 1775, vol. II, p. 92.

fus appelé. Je constate au toucher une tumeur remplissant tout le vagin et s'attachant au côté du col par un pédicule gros comme le pouce. Un peu plus tard, la tumeur sortait de la vulve. Le col était porté en bas et on pouvait voir à la vulve les lèvres du col et le pédicule. Je fis la ligature suivie d'excision. Mais la malade étant déjà épuisée mourut le troisième jour de l'opération. A l'autopsie, on trouve l'utérus modifié à sa partie postérieure et inférieure. La tumeur était solide, dure, glandulaire.

Nous résumons ce chapitre dans le tableau suivant, toujours basé sur 80 cas de fibromes du col.

TABLEAU II.

Influences des fibromes du col sur la grossesse et l'accouchement.

Hémorrhagies pendant la grossesse	15 fois.
Avortements	8 —
Accouchements prématurés	10 —
Accouchements arrivés à terme ou presque à terme	50 —
Travail long et pénible, mais spontané	10 —
Hémorrhagies pendant ou après l'accouchement	6 —
Aplatissement du fœtus	5 —
Rupture de l'utérus	2 —
Femmes non délivrées	3 —
Descente de l'utérus	5 —

Au moment de mettre sous presse, nous observons à la maternité de l'hôpital Cochin un cas de fibrome du col de l'utérus compliquant la grossesse et l'accouchement. Nous donnons cette observation à la fin de ce chapitre parce qu'elle pourrait en faire partie ; naturellement nous n'avons pas pu la compter dans nos statistiques. Nous l'intitulons :

Obs. LXXXI. *Fibrome du col de l'utérus. Grossesse. Hémorrhagies Rupture prématurée et spontanée des membranes. Accouchement facile (inédite).*—La nommée Henriette G..., âgée de 22 ans, couturière, réglée à l'âge de 14 ans, toujours régulièrement, la durée de ses règles étant de huit jours. Elle a eu deux accouchements antérieurs, spontanés et normaux, le dernier il y a deux ans. Depuis ce moment elle est bien réglée comme avant ; pas de douleurs dans le bas-ventre, pas d'hémorrhagies, ni de pertes blanches.

Elle nous raconte, que vers le 15 juillet dernier, elle a commencé à avoir des vomissements, à sentir des picotements dans les seins, enfin les symptômes ordinaires du début de la grossesse. Mais au 15 août perdant du sang pendant 3 ou 4 jours, et cette époque correspondant à celle de ses règles, elle commence à douter de l'état de sa grossesse. Ces hémorrhagies se répètent au 15 septembre, et au 15 octobre, durant chaque fois de 3 à 4 jours, qu'elle prend pour ses règles. Mais par l'augmentation du volume du ventre et par les mouvements actifs du fœtus perçus par la mère, le diagnostic de la grossesse est confirmé. La femme arrive à la fin de sa grossesse sans qu'il y ait d'autres hémorrhagies, ni d'autres accidents. La veille de son entrée à l'hôpital, vers les dix heures du soir, elle se sent mouillée dans son lit, par suite de l'écoulement par le vagin d'un liquide transparent en assez grande quantité pour pouvoir traverser les matelas ; bientôt des douleurs de reins survenant et l'écoulement du liquide continuant, elle entre à la Maternité de l'hôpital Cochin, le 13 avril 1882, à 9 heures du matin.

Après l'interrogatoire qui nous donne les renseignements que nous venons de signaler, nous procédons à l'examen direct de la femme. Pas de trace de rachitisme sur les membres, rien dans la colonne vertébrale. Le volume du ventre est un peu plus petit qu'il doit l'être chez une femme à terme. Au palper, nous trouvons le fœtus peu mobile dans l'utérus ; l'excavation remplie complètement par une masse dure, résistante et régulièrement arrondie, qui est l'extrémité céphalique ; nous trouvons à gauche et en avant un plan résistant, enfin, nous sentons très nettement des petites parties à droite et au fond de l'utérus. Le palper pratiqué le plus minutieusement ne révèle pas de trace d'une tumeur de l'utérus.

A l'auscultation nous entendons le maximum des bruits du cœur fœtal à gauche et au-dessous de l'ombilic. Pas de souffle maternel. Nous faisons donc le diagnostic d'une présentation du sommet en O. I. G. A. Au toucher, nous trouvons la tête très engagée dans l'excavation; le col se trouve à gauche et en arrière, il est un peu effacé, mais pas complètement; il n'est pas dilaté, et offre le caractère d'un col d'une multipare. Sur la lèvre antérieure du col, un peu à droite, nous sentons par le doigt une tumeur arrondie, un peu aplatie d'avant en arrière, d'une consistance assez ferme, ayant bien le volume d'une grosse noix; cette tumeur n'est pas douloureuse à la pression.

Nous faisons donc le diagnostic d'un fibrome sous-muqueux sessile de la lèvre antérieure du col chez une femme à terme de sa grossesse, avec une rupture prématurée et spontanée de la poche des eaux. La femme a bien des petites douleurs de temps en temps, mais elle n'est pas en travail, vu l'état du col.

Le 14 avril. — La malade n'a pas de douleurs, l'état du col est le même qu'hier. Notre diagnostic est confirmé par MM. Porak et Doléris.

Le 15. — La femme a eu des douleurs de reins hier soir. Bientôt les contractions utérines deviennent plus fortes et plus fréquentes; enfin, la femme accouche à une heure du matin, très facilement, d'un enfant du sexe masculin, pesant 3,400 gr.

La tumeur est sortie hors du vagin, au moment de la sortie de la tête, et n'a pas gêné la dilatation du col. Délivrance naturelle, pas d'hémorrhagie. Suites de couches normales.

Remarques. — 1° Nous faisons remarquer d'abord les hémorrhagies pendant les trois premiers mois de la grossesse, correspondant à l'époque des règles, ce que nous avons déjà établi dans ce chapitre.

2° Un point plus important de notre observation, c'est la rupture prématurée des membranes. Nous avons cherché si ce fait a été signalé dans les autres observations de fibrome du col, et nous l'avons trouvé dans les observations III, XXXII, LIX, LXXIV. On pourrait donc dire, sous toute réserve, que les fibromes du col peuvent favoriser la rupture prématurée des membranes, sans pouvoir donner une explication pour le moment.

3° Enfin l'accouchement facile et spontané à cause de la petite dimension de la tumeur, ce que confirme encore une fois l'opinion de M. Tarnier qui disait dans son discours à la Société de chirurgie : « Pour qu'un fibrome puisse devenir un obstacle sérieux à l'accouchement, il faut qu'il ait au moins le volume d'un œuf de poule. »

CHAPITRE IV.

DIAGNOSTIC, PRONOSTIC.

Le diagnostic des corps fibreux du col de l'utérus, compliquant la grossesse et l'accouchement, est d'une importance capitale au point de vue de la pratique; il faut donc l'étudier en détail. Ce diagnostic présente des difficultés moindres que dans les cas de fibromes du corps de l'utérus, car la plupart du temps, la tumeur tombant sous tous les sens, peut être directement examinée. Dans certains cas, il est presque impossible de reconnaître sur quelle partie de l'organe ces corps sont développés ; ou bien des fibromes du corps de l'utérus descendant dans le vagin peuvent être pris pour des fibromes du col et pourtant le diagnostic du siège de l'implantation de la tumeur est très important à connaître.

Nous pourrions commencer par discuter le diagnostic, entre la grossesse et les fibromes du col de l'utérus, mais ce diagnostic étant plus facile que pour les fibromes de l'utérus en général, et ce dernier étant magistralement étudié par M. le professeur Pajot (Annales de gynécologie, 1874), et aussi dans la thèse de M. Lefour, nous supposons la grossesse connue, et il s'agit de savoir si elle est compliquée de tumeur fibreuse du col de l'utérus.

Nous divisons ce chapitre en quatre parties :

1° Diagnostic des fibromes du col pendant la grossesse ;

2° Pendant l'accouchement ;

3° Après l'accouchement ;

4° Diagnostic entre les différentes variétés de fibromes du col.

A. — *Pendant la grossesse.*

La grossesse étant déjà connue, il faut trouver s'il n'y a pas un fibrome du col de l'utérus. En interrogeant la femme sur ses antécédents personnels, on trouve qu'avant sa grossesse, elle a eu ses règles plus abondantes et plus rapprochées depuis quelque temps, ayant quelquefois de véritables ménorrhagies ; de plus, qu'elle a eu de temps en temps des douleurs dans le bas-ventre et dans les reins; plus souvent encore une sensation de pesanteur dans le fondement et à la vulve ; une pression, une gêne insolite à la partie supérieure du vagin ; enfin des phénomènes de compression soit du côté de la vessie, soit du côté du rectum.

En interrogeant sur les phénomènes qu'elle a éprouvés pendant sa grossesse, elle raconte que quoique ses règles soient disparues, elle a perdu de temps en temps un peu de sang, quelquefois même une véritable hémorrhagie, ou bien que ses règles persistent; que les phénonènes de compression dans le petit bassin sont encore plus marqués, et qu'elle sent des douleurs plus vives.

Si on procède à l'examen direct de la femme ; après avoir constaté les signes de la grossesse, on trouve, à l'inspection, que le ventre est proportionnellement plus développé qu'il doit l'être pour l'époque de sa grossesse. A la palpation, on trouve l'utérus plus haut qu'à l'ordinaire, l'excavation remplie d'une masse plus ou moins dure et assez résistante qu'on prend d'abord pour une extrémité fœtale, mais en portant la main au-dessus de cette masse, on trouve une autre partie plus dure et plus résistante, en général mobile, qu'on reconnaît pour la tête, et en allant au fond de l'utérus, on trouve l'autre extrémité fœtale ; ou bien le siège est en bas et la tête est en haut. A l'auscultation, on constate souvent à côté des battements du cœur du fœtus qui se trouve souvent au-dessus de l'ombilic, un souffle maternel très net et très fort, souffle dû à la compression des artères pelviennes par la tumeur. Au toucher vaginal, on arrive sur une masse de volume variable, élastique, molle, en général arrondie, qu'on limite plus ou moins facilement; en la suivant avec le doigt, on trouve qu'elle est en continuité avec l'une des lèvres du col directement ou par l'intermédiaire d'un pédicule plus ou moins volumineux.

Mais les choses ne se passent pas toujours avec cette grande simplicité ; il y a des cas, et des cas très nombreux, dans lesquels, ni avant la grossesse ni pendant les premiers mois de la grossesse, il n'y a pas de symptômes ni de signes bien marqués pour faire penser à cette complication; et on ne trouve la tumeur qu'à la fin de la grossesse ou au moment de l'accouchement. C'est alors qu'on commet des erreurs de diagnostic très graves. Ou bien encore on ne trouve la tumeur qu'à l'autopsie.

Avant d'entrer dans la discussion du diagnostic différentiel, je donnerai l'observation d'un cas très intéressant qui nous montre l'importance de l'examen de ces tumeurs, quand on soupçonne leur existence, à l'époque qui correspond aux règles de la femme ; en effet, c'est un cas de polype intermittent compliquant la grossesse.

Obs. XLVI (Larcher) (1). — Une femme âgée de trente-quatre ans, mariée depuis douze ans, mère de deux enfants et ayant fait un avortement de six semaines il y a sept mois; trois mois après cet avortement on enlève un polype du col (voir l'obs. LXXX). Le 15 sept. 1874, les règles manquent, elle se croit enceinte, je l'examine à ce moment et je diagnostique la grossese, et à mon grand étonnement je trouve un nouveau polype, comparable au premier et inséré à la même hauteur, mais sur la paroi antérieure du col de l'utérus (l'autre siégait sur la paroi postérieure), et dans l'espoir de prévenir cette fois l'avortement

(1) Larcher. Bulletin de la Société de médecine de Paris, 1875, p. 207.

que provoquent ordinairement de bonne heure les polypes du col de l'utérus, je conseille de ne pas ajourner l'opération. La grossesse ne pouvait dater que du 24 ou 25 août, aucune relation sexuelle n'ayant eu lieu depuis le 1er juillet jusqu'au 15 septembre en dehors des deux jours indiqués. Le 19 septembre je devais opérer, mais au moment d'intervenir je constate que *toute trace* de polype avait disparu, le col était simplement un peu ramolli. mais nullement entr'ouvert, et vu l'état de la grossesse je ne voulais pas pousser plus avant l'examen. En revanche je demande à le renouveler le 13 octobre, c'est-à-dire à l'époque ou Mme... aurait dû avoir ses règles si elle n'eût pas été grosse. Cette époque me paraissait en effet avoir été favorable à une nouvelle apparition du polype, et, le fait confirmant mes prévisions, je pus extraire un hystérome comparable au premier, si ce n'est par son point d'implantation. C'était au cinquantième jour de la grossesse. La grossesse continua son cours et Mme... accoucha le 25 mai d'un garçon bien portant et à terme sans aucune difficulté, en position O. I. G. A.; pas d'accidents dans les suites de couches.

DIAGNOSTIC DIFFÉRENTIEL.

Avortement. — Il n'est pas rare d'observer des hémorrhagies sous l'influence des fibromes du col utérin dans les premiers mois de la grossesse : nous avons déjà discuté ce point dans le chapitre précédent. Si ces hémorrhagies sont assez abondantes, et accompagnées d'expulsion des caillots et des tranchées utérines, il est très facile de les prendre pour des symptômes d'un avortement. Nous avons trouvé cette erreur de diagnostic signalée dans l'observation de Robert Lloyds (obs. XVIII). Le diagnostic se fait en cherchant le corps du délit dans les caillots expulsés, et aussi en explorant bien le col de l'utérus. Du reste, il n'est pas rare d'observer l'avortement quand il y a des fibromes du col ; nous n'insistons donc pas plus longtemps.

Insertion vicieuse du placenta. — Nous trouvons signalée trois fois dans nos observations cette erreur de diagnostic commise. D'abord dans l'observation que nous avons recueillie à la Clinique. Un médecin et une sage-femme, après avoir touché la femme, avaient cru sentir le placenta inséré sur le col, quoiqu'il n'y avait pas d'hémorrhagie. Dans le cas de Hayes (obs. XXXVIII), une femme succombe à une hémorrhagie dans le cours de sa grossesse, on croit à une insertion vicieuse du placenta et on trouve à l'autopsie un fibrome interstitiel du col de l'utérus. La troisième observation est celle de Cadéac (obs. XXXVI). Mais ce diagnostic n'est pas difficile à faire, parce que les hémorrhagies dans les cas d'insertion vicieuse du placenta n'arrivent que dans les trois derniers mois de la grossesse, et de plus elles sont silencieuses et sans douleurs, tandis que celles des fibromes du col utérin compliquant la grossesse peuvent survenir pendant toute la durée de la grossesse, et elles sont accompagnées de tranchées utérines. Enfin, si on pratique le toucher vaginal, on peut arriver sur une partie du placenta, qui donne au doigt cette sensation particulière qui diffère essentiellement de celle des fibromes.

Tumeurs intra-pelviennes. — Souvent le diagnostic entre les tumeurs intra-pelviennes compliquant la grossesse et les fibromes du col de l'utérus est entouré de grandes difficultés, quelquefois même le diagnostic est impossible ; la tumeur remplissant toute l'excavation pelvienne, l'introduction d'un ou de plusieurs doigts entre la tumeur et le bassin étant impossible. Pour faire un diagnostic précis sur la nature et sur le siège de la tumeur, on est en droit de donner le chloroforme et d'explorer l'excavation avec toute la main introduite dans le vagin. Nous avons vu souvent M. le professeur Depaul recourir à l'anesthésie chloroformique, dans les cas difficiles, et obtenir un diagnostic précis.

Aussi il faut réunir souvent le palper abdominal avec le toucher vaginal, pour chercher s'il y a une grande mobilité de l'utérus, et pour voir si les mouvements communiqués à la tumeur, par le doigt introduit dans le vagin, ne correspondent pas à la main qui palpe l'utérus à travers la paroi abdominale. On peut alors conclure que la tumeur est indépendante de l'utérus. Le toucher rectal seul ou combiné au toucher vaginal peut aussi rendre des services.

Nous diviserons ces tumeurs intra-pelviennes en tumeurs solides, et en tumeurs liquides, pour faire le diagnostic avec les fibromes du col de l'utérus :

1° *Tumeurs solides.* — Les fibromes des parois du bassin, des ligaments larges et des parois du vagin ; les ostéomes et les enchondromes des parois du bassin ; les calculs de la vessie ; les tumeurs stercorales ; les hématocèles, enfin l'utérus, gravide en rétrocession. Dans tous ces cas il suffit de bien délimiter le siège d'implantation pour faire le diagnostic; de plus on trouve presque toujours le col dévié, mais pas déformé comme dans les fibromes du col.

2° *Tumeurs liquides.* — Ces tumeurs sont rarement confondues avec les fibromes du col, sauf dans les cas où ils ont subi un ramollissement complet. Ces tumeurs sont les kystes de l'ovaire descendus dans le petit bassin ; les kystes hydatiques des parois du bassin, les abcès des parois vaginales ; les hernies et les cystocèles vaginales ; enfin la vessie distendue, comme cette erreur a été faite pendant l'accouchement dans l'observation de Pugh (LXII). Dans ces cas, le diagnostic est plus facile à faire, il suffit de penser à l'existence de ces tumeurs pour le faire, et au besoin on pourrait le confirmer par une ponction exploratrice.

Grossesse gémellaire. — On pourrait confondre encore un fibrome du col utérin avec une grossesse gémellaire : cette erreur de diagnostic se fait surtout après l'accouchement, comme nous verrons bientôt. Mais pendant la grossesse, d'abord le volume exagéré du ventre, puis la palpation donnant plus que deux extrémités fœtales, en prenant la tumeur pour la tête ou pour le siège, peuvent faire penser à une grossesse gémellaire. Dans ces cas il faut pratiquer le palper méthodiquement, sur chaque saillie, et on trouve alors que la tumeur qui remplit l'excavation n'a pas la dureté du sommet, ni les caractères du siège; en pratiquant le toucher vaginal combiné au palper, on trouve que la tumeur ne fait pas partie du fœtus ; enfin l'auscultation pratiquée par deux personnes simultanément donne absolument le même nombre de battements du cœur fœtal, lève toute espèce de doute.

La grossesse gémellaire pourrait être compliquée d'un fibrome du col de l'utérus ; le fait est très rare : nous ne connaissons qu'un seul cas (obs. LXVII).

Grossesse extra-utérine. — L'erreur de diagnostic est possible entre les grossesses péritonéales, lesquelles ont pour siège spécial le plus souvent le cul-de-sac de Douglas, et les fibromes sous-péritonéaux du col de l'utérus. Mais si on pratique le toucher rectal, on trouve les caractères d'une tumeur dure, arrondie et régulière dans les cas de fibromes, tandis que dans les cas de grossesse extra-utérine, on trouve une tumeur irrégulière, et donnant au doigt une sensation particulière qui est celle des parties fœtales ; de plus si on cherche l'utérus, on le trouve vide.

Fibromes du corps de l'utérus. — Un autre diagnostic très important à faire est celui des fibromes du col avec ceux du corps de l'utérus. Le diagnostic n'est pas difficile pour les tumeurs du fond de l'utérus qui n'ont pas un long pédicule. Mais les fibromes intra-utérins pédiculés traversant le col peuvent être pris pour des fibromes du col ; dans ce cas le toucher vaginal donne le diagnostic ; en suivant la tumeur, on arrive sur le pédicule qui traverse le col dans les cas de fibromes intra-utérins et qui a un anneau autour de ce pédicule ; cet anneau le distingue des fibromes du col ; mais il faut encore suivre le pédicule un peu dans la cavité cervicale avec le doigt pour chercher si on n'est pas arrêté de suite, dans le cas où le pédicule s'implanterait sur la partie supérieure de cette cavité. Pour les fibromes sous-péritonéaux descendant dans le petit bassin, le toucher rectal et le toucher vaginal peuvent les distinguer des sous-péritonéaux ayant leur implantation sur le col, comme M. Guéniot a pu faire dans l'observation XI.

Il reste le diagnostic de fibromes interstitiels du corps avec ceux du col à faire : souvent ce diagnostic est impossible, parce qu'un fibrome interstitiel du col peut monter en haut dans les parois du corps de l'utérus, quelquefois par le fait même de la grossesse (V. obs. XVIII). Ici encore le toucher combiné au palper est très utile, mais ce diagnostic n'est pas toujours d'une importance pratique.

DIAGNOSTIC DIFFÉRENTIEL DES TUMEURS DU COL DE L'UTÉRUS.

Une fois que le diagnostic de tumeur du col compliquant la grossesse est fait, il faut encore distinguer les fibromes du col des autres tumeurs ayant le même siège :

1° *Cancer du col.* — Le cancer du col étant plus fréquent que celui du corps de l'utérus, on a souvent à faire le diagnostic avec les fibromes du col. Ce diagnostic est en général facile. D'une part on sent par le toucher une tumeur irrégulière se laissant facilement déchirer par le doigt, saignant au moindre toucher, se confondant avec les parois du vagin et donnant lieu à un écoulement fétide ; d'autre part un état général grave avec la teinte jaune paille des cancéreux. Tous ces symptômes différencient le carcinome du fibrome du col, qui est en général une tumeur arrondie régulière, très circonscrite, ne donnant pas lieu à un écoulement fétide et ne retentissant que rarement sur la santé générale.

Allongement hypertrophique du col. — Ce diagnostic est très difficile à faire, quelquefois même impossible. L'observation de Cazeaux, citée partout comme un allongement hypertrophique du col subissant un ramollissement qui a été pris par P. Dubois, Danyau et Cazeaux, pour un kyste, et dans lequel on fit tant de ponctions (Cazeaux, p. 719), nous semble n'être qu'un fibrome du col : c'est aussi l'opinion de M. le professeur Depaul qui, ayant vu la malade, a fait le diagnostic du fibrome (communication orale). — L'observation de M. Calmette (Société de chirurgie, 1875) présentée par M. Blot, rapporteur, comme un cas d'hypertrophie du col, ne peut être qu'un fibrome pédiculé, d'après la description qu'on trouve, dans les Bulletins de la Société de chirurgie ; du reste à propos de cette communication une discussion s'éleva entre MM. Guéniot, Forget, Verneuil et Blot ; les deux premiers prennent la tumeur pour un fibrome. On voit par ces faits que le diagnostic est souvent difficile à faire ; mais quelquefois on peut le faire par les signes suivants :

D'abord, si l'hypertrophie du col est totale, on trouve

une tumeur arrondie qui a un orifice à son extrémité qui est l'orifice externe du col, ce qui le distingue des fibromes qui n'ont pas d'orifice à leur extrémité, sauf dans les cas où on en fait artificiellement avec les doigts, comme nous avons signalé dans notre observation personnelle, mais alors on sait qu'on a déjà fait des manœuvres intempestives ; aussi cet orifice se termine par un cul-de-sac au lieu de continuer dans un canal qui est le canal cervical.

Le diagnostic est plus difficile dans le cas d'hypertrophie partielle d'une des lèvres du museau de tanche ; alors on a une tumeur qui ressemble aux fibromes, mais elle diffère de ces derniers en ce qu'elle est effilée à son extrémité, ayant une base d'implantation plus large que sa pointe ; tandis qu'au contraire les polypes du col ont souvent un pédicule qui est plus mince que la partie saillante, ayant bien la forme d'un battant de cloche ; et même dans les cas de fibromes sessiles, l'extrémité de la tumeur n'est pas effilée.

Enfin l'hypertrophie du col est sensible et chaude tandis que le fibrome est insensible. Un autre signe plus important encore de l'hypertrophie du col, c'est qu'elle disparaît très vite, quelquefois de suite après l'accouchement.

3° *Tumeurs kystiques du col.* — Ces tumeurs quoique rares peuvent être confondues avec les fibromes qui, ayant subi un ramollissement total sous l'influence de la grossesse, deviennent mous et même fluctuants, qu'on prend pour des kystes et qu'on ponctionne plusieurs fois comme dans le cas cité par Cazeaux. Mais il suffit d'avoir ce fait à l'esprit pour éviter cette erreur, comme dans le cas suivant.

Obs. XLVII (Tarnier) (1).— Chez une malade, la dame D..., près de laquelle j'avais été appelé ainsi que M. Depaul par le Dr Ossian Henri, on trouvait sur le côté de l'excavation une tumeur du col de l'utérus du volume environ d'un œuf de poule. Cette tumeur était tellement molle qu'on pouvait hésiter sur sa nature, et, malgré sa grande expérience, M. Depaul pensa qu'il s'agissait d'un kyste; je fus au contraire d'avis qu'il s'agissait d'une tumeur fibreuse ramollie, probablement parceque j'étais sous l'influence de la lecture d'un fait analogue ; toujours est-il qu'après l'accouchement la tumeur se détacha et fut expulsée. C'était bien une tumeur fibreuse ramollie par imbibition sans fonte de tissu. Je conserve encore cette tumeur dans un bocal comme preuve de conviction.

4° *Varices et thrombus* du col, *polype muqueux*, *végétations*, etc. — Ces tumeurs sont en général peu volumineuses; les varices du col se forment souvent pendant l'accouchement, et disparaissent de suite après. La forme des végétations et leur petit volume les différencient des fibromes ; enfin les polypes muqueux ont une mollesse particulière qui les distingue des fibromes du col.

B. — *Pendant l'accouchement.*

Une femme est en travail plus ou moins à terme de sa grossesse et chez elle on n'a pas même soupçonné l'existence d'un fibrome du col pendant toute la durée

(1) Tarnier. Bulletin de la Société de chirurgie, 1869, p. 58.

de la grossesse, et ces faits sont les plus fréquents parce que sur nos 80 cas le diagnostic avant le travail n'a été fait que 29 fois, il faut faire le diagnostic. Nous ne répéterons pas tout ce que nous avons déjà dit pour le diagnostic des tumeurs intra-pelviennes, des insertions vicieuses du placenta, etc., pendant la grossesse, le diagnostic étant de même pendant le travail.

Au contraire, nous étudierons à fond une erreur du diagnostic qu'on fait assez souvent, c'est de prendre ces tumeurs pour une des parties fœtales, le plus souvent pour le sommet. Ces erreurs ont été commises même par des personnes très versées dans les études obstétricales, parce qu'on ne pense pas toujours à l'existence de ces tumeurs. Combien de fois n'a-t-on pas fait ces erreurs parce qu'on n'a pas bien exploré la femme? Combien de fois n'a-t-on pas corrigé soi-même l'erreur du diagnostic qu'on venait de commettre après un examen plus attentif et une exploration plus habile? Il ne faut donc pas hésiter, dans les cas difficiles, de donner le chloroforme à la femme et d'explorer le vagin et l'utérus avec la main tout entière, parce que un diagnostic précis est d'une importance capitale. En effet, n'a-t-on pas appliqué plusieurs fois le forceps sur une tumeur fibreuse de l'utérus croyant l'avoir appliqué sur la tête du fœtus, et, après avoir fait des tractions à l'aide d'une ou de plusieurs personnes, rouler par terre, et l'accoucheur et ses aides, avec un malheureux fibrome dans les branches du forceps? Je fais allusion en ce moment au cas cité par Fredet (1).

(1) Fredet. Annales de la Société de méd. de Saint-Etienne, 1865.

Dans nos observations nous trouvons 14 fois cette erreur du diagnostic commise, deux fois la tumeur fut prise pour le siège (obs. XXXII et LX), une fois pour l'épaule (obs. XXXVI), et une fois pour une présentation vicieuse sans préciser (obs VII). La tumeur fut prise pour la tête dans les obs. V, XXXIII, XXXIV, XLXIII, L, LI, LIII, LXXVI.

Nous donnons l'observation suivante avec quelques détails parce qu'elle est très instructive ; en effet la tumeur fibreuse du col fut prise plusieurs fois pour le sommet en croyant sentir une suture, et après l'accouchement pour un second fœtus.

Obs. XLVIII (Lequerré) (1). — La femme M..., âgée de trente-neuf ans, mariée depuis quinze mois, devint enceinte pour la première fois en décembre 1852 et comptait accoucher dans le courant du mois de septembre. Le 10 août, utérus volumineux, cuisses, jambes et pieds enflés; saignée de 300 grammes. Le 19, douleurs de reins. Je touche, pour la première fois; les grandes lèvres étaient considérablement œdématiées et rendaient le toucher difficile et douloureux; malgré tous mes efforts je ne pus atteindre l'ouverture du col, je constatais seulement à travers ses parois l'existence d'une tumeur située au-dessus du détroit supérieur que je pris pour la *tête du fœtus*.

Le 25 août, appelé de nouveau pour des douleurs de reins que la femme a eues toute la nuit, je la trouve en proie à des convulsions éclamptiques : saignée de 360 à 400 grammes ; les convulsions cessent; je pratique alors le toucher et j'arrive avec beaucoup de difficulté sur l'orifice du col qui était situé très haut à gauche et en arrière. Je ne pus y introduire que l'extrémité de l'index et je trouve une tumeur volumineuse ayant tant d'analogie avec la tête que je diagnostiquai une présentation du *vertex* sans pouvoir au juste déterminer la position, parceque je ne rencontrai pas de fontanelle, je sentis seulement un sillon médian que je pris pour la *suture longitudinale*. Pendant les

(1) Lequerré. Journal de médecine de la Société académique du département de la Loire-Inférieure, 1853, p. 272.

journées des 21, 22, 23, 24 et 25 août les douleurs de reins continuent mais le travail n'avançait pas. Enfin le 25 au soir des douleurs utérines se manifestèrent, le col se dilata et le toucher me fit reconnaître l'existence de la même tumeur que je pris encore pour la *tête du fœtus*. La poche des eaux s'était rompue mais la tête ne pouvait pas s'engager. Enfin à trois heures du matin le 26 août touchant de nouveau cette femme je reconnais évidemment que j'avais une présentation du siège en position S. I. T.; je pus introduire le doigt dans l'anus et en retirer un peu de méconium. Malgré les fortes contractions de l'utérus l'accouchement n'avançait que très lentement. j'introduisis un crochet mousse dans l'aine droite du fœtus, et je parvins ainsi facilement à extraire le corps et les bras, l'extraction de la tête fut longue et difficile, l'enfant était mort.

Après l'accouchement je palpai le ventre de la femme et je constatai qu'il n'avait pas sensiblement dminué de volume; il était encore à la hauteur des fausses côtes du côté gauche. Je pratique immédiatement le toucher vaginal et je reconnais encore la présence de la même tumeur ayant la forme, le volume et la résistance d'une tête de fœtus à terme; elle était située au-dessus du détroit supérieur; je crus à l'existence d'un *second fœtus*, cependant je ne sentais pas la fontanelle. La femme très fatiguée (elle était en travail depuis sept jours) avait des douleurs de temps en temps; j'appelle MM. Bettaille et Letenneur en consultation qui pensent aussi à la présence d'un second fœtus et conseillent d'*appliquer le forceps*. On examina à fond la tumeur en introduisant toute la main dans le vagin, on crut d'abord sentir une suture sur la tumeur, et une poche d'eau d'où découle le liquide et enfin on croit sentir le cordon ombilical (sic). Après plusieurs hypothèses, on s'arrête à la fin à celle d'une tumeur fibreuse adhérente à la partie inférieure de l'utérus, et on rejeta l'idée de la présence d'un second fœtus. Délivrance artificielle 28 heures après l'accouchement.

La femme meurt le lendemain, le dixième jour après le commencement du travail sans symptômes de péritonite. A *l'autopsie* on trouve l'utérus volumineux, bilobé et une tumeur fibreuse de trente-huit centimètres de circonférence et quatorze centimètres et demi de diamètre, ayant une dépression à sa face inférieure qu'on avait prise pour une suture pendant le travail; elle s'était développée dans l'épaisseur du col plus près de l'orifice cervico-utérin que de l'orifice cervico-vaginal, le canal cervical ayant dix centimètres de longueur.

Dans le cas suivant, quoique la même dépression ait été observée, qu'on pouvait prendre pour une fontanelle, l'erreur n'a pas été commise parce que Mme Lachapelle a examiné avec beaucoup de précaution et d'attention ; ce qui montre encore une fois le génie de cette remarquable femmeque nous admirons tous.

Obs. XLIX (Mme Lachappelle) (1). — Le 8 janvier 1813 entre à l'hospice une femme de forte constitution, et enceinte de sept mois; depuis huit jours elle avait cessé de sentir les mouvements de son enfant et elle attribuait sa mort prématurée à une chute qu'elle avait faite alors. Cette femme avait déjà senti des douleurs à diverses reprises, mais à son arrivée elles étaient plus fortes et occupaient l'abdomen et les lombes. Le col était effacé, son orifice avait un pouce de diamètre, mais il était devié par une tumeur que l'on sentait également à travers les parois du vagin; cette tumeur paraissait renfermée dans les parois latérales et postérieures du col utérin, elle avait la grosseur de la tête d'un fœtus à terme, et avait pu d'autant mieux en imposer à une personne inattentive qu'on y sentait une dépression semblable à une fontanelle. L'excavation du bassin en était presque totalement obstruée ; mais au-dessus on sentait une poche membraneuse qui devait contenir un enfant ; la rupture de cette poche qui était comprimée et repoussée au devant, nous donna bientôt la certitude de l'existence d'un fœtus qui, heureusement fort petit (8 mois) et mort depuis longtemps, put s'aplatir et passer sous l'influence des contractions utérines à travers l'étroit passage qui restait libre. La femme se rétablit et sortit de l'hospice avec sa tumeur qui sans doute était du genre des excroissances fibreuses ou albigineuses.

Ainsi donc, si on trouve une dépression sur une masse dure existant dans l'excavation pelvienne, il ne faut pas se contenter d'un examen superficiel prenant en cette dépression pour une fontanelle, il faut encore explorer les

(1) Mme Lachapelle. Pratique d'accouchement, 1825, t. III, p. 381.

parties environnantes de cette dépression et chercher s'il y a des sillons qui se réunissent à cette dépression ; c'est alors qu'on peut diagnostiquer sûrement un sommet.

Dans l'observation suivante, le fibrome du col fut pris pour la tête au huitième mois de la grossesse.

Obs. L (Merriman) (1). — Une femme de 35 ans fait une fausse couche il y a quelques mois, depuis ce temps elle a des écoulements et des pertes de sang. Elle redevient enceinte et les hémorrhagies continuent. Au huitième mois, allant un jour à la selle, elle sent une masse sortir par la vulve.

Je prends la tumeur pour la tête d'un fœtus de huit mois encore enfermée dans ses membranes ; mais, après un examen plus attentif, je reconnais un polype dont le pédicule, épais d'un pouce, était fixé en dedans de l'orifice du côté droit. Je donne un purgatif, je réduis la tumeur et je fais prendre à la malade une position horizontale sur le dos. Le lendemain, je fais la ligature du pédicule, après avoir de nouveau attiré le polype en dehors ; puis je le réduis de nouveau ; puis deux fois, de deux en deux jours d'intervalle, je resserre le fil. Quelques heures après la dernière constriction, la tumeur se détache. La malade guérit. L'accouchement eut lieu un mois après très facilement. L'enfant ayant un circulaire au cou succomba pendant l'accouchement.

En somme le diagnostic entre les fibromes du col et une partie fœtale n'est pas difficile, il suffit d'examiner avec beaucoup de soins et de précaution pour ne pas se tromper, les caractères physiques des fibromes étant absolument différents de ceux du fœtus.

On peut confondre encore pendant l'accouchement le fibrome du col avec l'*œdème du col*, qui survient quand la tête comprime la lèvre antérieure du museau de

(1) Merriman. Synopsis, page 234.

tanche, derrière la symphyse pubienne; alors il se fait une infiltration de sérosité dans cette lèvre et la production d'un œdème qui prend la forme d'un fibrome.

A propos de la communication de M. le professeur Depaul à l'Académie de médecine (séance du 17 janvier 1882), M. Blot donna un exemple d'œdème de la lèvre antérieure du col qui avait été propulsé jusqu'à la vulve où il pendait violacé et gorgé de sang; on l'avait pris d'abord pour un fibrome du col, puis pour un placenta décollé.

Mais ces tumeurs se distingueut des fibromes du col en ce qu'elles ne sont que rarement aussi volumineuses que les fibromes, elles paraissent avec le travail et disparaissent de suite après l'accouchement, de plus elles s'effacent bien vite si on fait quelques mouchetures sur la lèvre, et enfin elles portent rarement obstacle à l'accouchement.

Nous trouvons une seule fois (obs. XL) un fibrome du col ramolli pris pour la *vessie distendue* par l'urine ; je ne sais comment le médecin a pu faire cette erreur, je ne fais que la signaler.

C. — *Après l'accouchement.*

Nous avons déjà vu qu'un corps fibreux du col de l'utérus n'empêche pas toujours l'accouchement de se faire spontanément ; il peut donc arriver qu'on ne doute pas de la présence de ce corps pendant le travail et une fois l'enfant sorti on fasse des erreurs de diagnostic. Après la sortie de l'enfant on trouve que l'utérus ne revient pas sur lui-même et les contractions utérines continuent en pratiquant le toucher en ce moment, on arrive sur une masse dure plus oumoins résistante, et si on a un peu d'imagination on peut trouver des sillons, des fontanelles, une nouvelle poche des eaux, même un cordon ombilical ! et on fait le diagnostic de *grossesse gémellaire*. Encore ici il suffit d'un examen complet et minutieux pour éviter cette erreur de diagnostic. Pourtant elle a été commise plusieurs fois (obs. XXII, XLIV, XLVIII), dans le cas de Borret (obs. XLIV), on extrait un enfant par la version et huit heures après de violentes contractions surviennent, on croit à l'existence d'un secon l enfant et on ne fait le diagnostic que plusieurs heures après, quand les contractions font sortir la tumeur hors de la vulve.

Dans l'observation suivante le fibrome du col a été pris pour la tête du fœtus, et après l'accouchement il a fait penser à une grossesse gémellaire, mais le doute a été enlevé par le toucher habilement pratiqué par M. Tarnier.

Obs. LI. (Tarnier) (1). — Pendant que j'étais chef de clinique de M. Dubois, un médecin de la ville vint me prier de l'accompagner rue de Reuilly, près d'une de ses clientes qui, depuis trois jours, était en travail. L'enfant, disait-il, se présentait par le sommet, mais il lui avait semblé qu'en un point la tête avait contracté des adhérances avec le col. Quand nous arrivâmes, l'accouchement était terminé ; l'enfant était né spontanément vivant et était présenté

(1) Tarnier. Bulletin de la Société de chirurgie, 26 février 1869.

non par le sommet, mais par les pieds. En examinant la malade, je trouve le ventre si voluminenx et l'utérus si haut que je pense à une *grossesse gémellaire.* En pratiquant le toucher, je pus m'assurer qu'il ne s'agissait en réalité que d'une tumeur fibreuse énorme du volume de la tête située à gauche et en avant et descendant dans l'excavation qu'elle obturait presque complètement.

Après l'accouchement on pourrait encore confondre un fibrome du col avec l'*abaissement utérin*, avec une *inversion utérine:* dans le premier cas, on voit le col avec son orifice à l'extrémité; dans le second cas, l'anneau qui forme le col autour de la tumeur suffit pour faire le diagnostic.

DIAGNOSTIC DIFFÉRENTIEL DES VARIÉTÉS DES FIBROMES DU COL DE L'UTÉRUS

Après avoir fait le diagnostic du fibrome du col compliquant la grossesse et l'accouchement, il est très-important, au point de vue, de la pratique de savoir si ce fibrome est sous-périnéal, interstitiel ou sous-muqueux; et, dans ce dernier cas, est-il sessile ou pédiculé? quelle est la longueur de ce pédicule? quelle est le siège précis de son point d'implantation? Autant de questions difficiles à résoudre et très-importantes à connaître, parce que la conduite à tenir est basée sur elles.

Les *fibromes sous-péritonéaux* du col sont les plus rares, nous en avons trouvé à peine quelques-uns. On les diagnostique en se servant du toucher rectal, ou du toucher rectal et du toucher vaginal réunis. On trouve une tumeur remplissant le cul-de-sac postérieur du vagin et soulevant ce cul-de-sac; et si, on porte le doigt un peu en haut, on trouve le siège d'implantation sur le col souvent par l'intermédiaire d'un pédicule. Mais ce diagnostic n'est pas toujours facile à faire.

Dans le cas du *fibrome interstitiel* on trouve un corps dur dans l'épaisseur de l'une des lèvres, celle qui est saine est amincie et recouvre la tumeur en forme de croissant.

Ce qui les distingue des fibromes sous-muqueux c'est l'absence d'un *sillon* que nous étudierons bientôt.

En effet, le signe caractéristique des *fibromes sous-muqueux* est un *sillon* qui sépare la tumeur du tissu utérin. Ce sillon est plus ou moins profond et large suivant l'épaisseur et la longueur du pédicule. Même dans les cas de fibromes sessiles, ce sillon existe mais il est peu profond. Si on porte le doigt plus profondément dans ce sillon on est bientôt arrêté par une partie du pédicule et si on porte alors le doigt vers la face interne du col on peut trouver le *siège* d'implantation.

M. Guéniot, dans la Gazette des Hopitaux de 1864, a remarqué que quand le travail a duré longtemps et que le col est œdématié, la tumeur semble faire partie du tissu utérin et on ne trouve pas alors cet interstice, ce sillon des fibromes sous-muqueux; il conseille, dans ce cas, de faire le toucher avec deux doigts et au besoin avec toute la main sous le chloroforme; il insiste surtout sur l'impression ou l'enchatonnement partiel du polype dans le parois œdématiées du col utérin et aussi sur l'aplatissement et la mobilité d'un fibrome interstitiel qui peuvent causer des erreurs.

Dans tous ces cas, il faut bien se garder de se servir d'hystéromètre parce qu'on provoquerait, à coup sûr, l'avortement.

Après avoir fait le diagnostic d'un fibrome sous-muqueux du col à pédicule plus ou moins large, il faut encore diagnostiquer son siège sur la lèvre antérieure ou sur la lèvre postérieure du col. Ce diagnostic est souvent facile à faire, mais il ne faut pas oublier que la tumeur, par son poids, peut imprimer un mouvement de torsion au col; par suite de ce mouvement, la lèvre postérieure peut devenir antérieure, alors on croit que la tumeur est sur la lèvre postérieure tandis qu'elle siège en réalité sur la lèvre antérieure, comme cela est arrivé dans le cas cité dans le livre de Cazeaux (p. 719). Aussi dans notre observation I, on avait diagnostiqué un fibrome de la lèvre antérieure du col, tandis qu'à l'autopsie nous avons trouvé les traces de la tumeur enlevée dans la lèvre postérieure. Cette erreur est facile à commettre si on n'a pas le fait de la torsion du col par le poids même de la tumeur dans l'esprit.

Quand fait-on le plus souvent le diagnostic des fibromes du col de l'utérus compliquant la grossesse et l'accouchement ? Le tableau suivant répondra à cette question.

TABLEAU III.

Dans les 80 cas de fibromes du col le diagnostic a été fait.

Pendant le travail	41 fois.
Pendant la grossesse	22 —
Avant la grossesse	7 —
Après le travail	6 —
A l'autopsie	4 —
Total	80 fois.

Pronostic

Cette complication de la grossesse et de l'accouchement est très grave et pour la mère et pour l'enfant. Mais les fibromes du col sont-ils plus graves que ceux du col au point de vue que nous étudions ? On peut répondre à cette question, d'une manière générale, que, toutes choses égales d'ailleurs, un fibrome du col est plus grave qu'un fibrome siégeant sur le segment supérieur du corps de l'utérus et moins grave qu'un fibrome siégeant sur le segment inférieur.

Cette différence est facile à concevoir, elle n'a pas besoin d'explication.

Le pronostic varie pour les fibromes du col, suivant qu'ils sont sous-péritonéaux, sous-muqueux ou interstitiels ; suivant qu'ils sont sessiles ou pédiculés : enfin, suivant que le pédicule est long ou court. Le pronostic varie aussi d'après le volume, la consistance, la mobilité ou l'immobilité de ces tumeurs. D'une manière générale, les fibromes interstitiels sont plus graves que les sous-péritoneaux, et ces derniers plus que les sous-muqueux.

La gravité du pronostic est basée sur les avortements avec leurs conséquences, sur les hémorrhagies, sur les dystocies que ces tumeurs produisent, et les opérations que leur présence nécessitent de faire.

Dans nos observations, 78 fois les résultats pour la mère sont indiqués et 62 fois pour l'enfant.

Sur ces 78 femmes il y a 52 guérisons et 26 morts.

Sur ces 62 enfants il y a 27 vivants et 35 morts.

Ces chiffres montrent suffisamment la gravité de cette complication. Le tiers des femmes sont mortes, une sur trois. Cette mortalité a été encore plus grande pour les enfants; chez eux, nous trouvons presque la moitié succombant à cette complication.

Pour pouvoir distinguer la gravité de chaque catégorie de faits nous donnons le tableau suivant:

TABLEAU IV.

Pronostic des fibromes du col compliquant la grossesse et l'accouchement.

		MÈRE			ENFANT.		
		Mort.	Guérison.	(?)	Mort.	Vivant.	(?)
4	Avortements	2	1	1	4	0	0
6	Accouchements prématurés spontanés	0	6	0	5	0	1
22	Accouchements à termes et spontanés	8	14	1	5	7	10
25	Accouchements terminés par une opération obstétricale	12	13	0	10	10	5
20	Accouchements terminés par une opération chirurgicale	2	18	0	8	10	2
3	Mortes sans être délivrées	3	0	0	3	0	0
80		26	52	2	35	27	18

CHAPITRE V

CONDUITE A TENIR.

Les indications thérapeutiques et la conduite à tenir dans le cas d'un corps fibreux du col de l'utérus compliquant la grossesse et l'accouchement, sont absolument différentes quand on les compare avec les fibromes du corps de l'utérus. En effet, dans les premiers cas, souvent la chirurgie peut venir en aide et terminer un accouchement pour lequel des manœuvres obstétricales ont été infructueuses, tandis que dans le second cas le corps du délit ne tombant pas sous la main, on ne peut pas enlever l'obstacle par une simple opération chirurgicale et on est obligé dans les cas extrêmes de faire l'opération césarienne ou l'opération de Porro.

Nous étudierons les indications thérapeutiques et la conduite à tenir : 1° Avant la grossesse; 2° pendant la grossesse; 3° pendant l'accouchement; 4° après l'accouchement.

A. — *Avant la grossesse.*

Est-on en droit de conseiller aux femmes atteintes de fibrome du col de l'utérus, de renoncer à l'espoir de devenir mères ? Nous ne croyons pas qu'on soit en droit d'infliger le célibat à ces femmes, quoique nous ayons vu dans le chapitre précédent la gravité du pronostic, mais quand une femme vient consulter le médecin avant de devenir mère, cette gravité n'existe plus, parce que dans la très grande majorité des cas on peut enlever ces tumeurs; d'abord, toutes les tumeurs sous-muqueuses sont faciles à enlever; aussi les interstitielles. Il n'y a des dangers opératoires que dans les cas de fibromes sous-péritonéaux du col, mais ils sont très rares, surtout au point de vue qui nous occupe. Nous n'avons trouvé que deux cas (obs. VIII, XI) et dans ces deux cas, l'accouchement a eu lieu à terme et spontanément.

Une femme ayant un fibrome du col de l'utérus peut encore consulter le médecin pour cause de stérilité. Dans ce cas, après avoir fait le diagnostic, il faut enlever la tumeur, comme nous avons vu cette opération faite avec succès, dans un cas pareil, par M. le professeur Trélat (obs. XVI).

Ou bien, si on soupçonne que la tumeur du col pourrait produire par sa présence un spasme du col qui empêche la conception de se faire essayer les antispasmodiques et les opiacés, surtout quelques jours avant les règles, et Stoltz dit avoir obtenu un succès par ce traitement (obs. XVII).

B. — *Pendant la grossesse.*

Une femme est devenue enceinte sans savoir qu'elle a un fibrome du col de l'utérus, et ces cas sont très fréquents, parce que, sur nos 80 cas, le diagnostic avant la grossesse n'a été fait que 7 fois ; la tumeur étant diagnostiquée, que faut-il faire?

1° *Expectation*, — quand un fibrome du col ne donne pas lieu à des accidents graves pendant la grossesse, tels que des hémorrhagies graves ou des phénomènes de compression, aussi, quand il est; ou bien sessile ou interstitiel faisant craindre un avortement si on pratique une opération, l'expectation est indiquée. Seulement quand on voit survenir des signes d'un avortement, il faut les attaquer par des moyens ordinaires, repos dans la position horizontale, lavements laudanisés, injections souscutanées de morphine, etc.

Ainsi les indications de l'expectation pure et simple sont, soit l'absence des phénomènes graves, compromettant la vie de la mère et de l'enfant; les variétés des fibromes interstitiels, sessiles, mais surtout les fibromes sous-péritonéaux.

Sur 28 cas de fibromes du col utérin diagnostiqués pendant la grossesse, 20 fois l'expectation a été observée.

2° *Extirpation.* — Quelles sont les indications de l'extirpation de ces tumeurs pendant la grossesse? Ces indications sont :

a. — L'existence des fibromes sous-muqueux ayant un pédicule mince : on peut alors enlever la tumeur sans crainte d'avortement, l'observation d'Oldham en est une preuve ; torsion de la tumeur au quatrième mois de la grossesse, accouchement à terme, guérison (obs. XIX), l'observation de Merriman en est une autre, ligature au huitième mois, chute le quatrième jour, accouchement à terme, guérison (obs. L).

b. — Quand une femme a eu déjà un avortement par la présence même du fibrome du col utérin, on est en droit d'enlever la tumeur dans le cas d'une nouvelle grossesse. Le cas de M. Larcher est très intéressant à cause de cette indication; une femme ayant déjà eu un avortement par la présence d'un fibrome pédiculé du col qu'on enlève trois mois après; elle redevient enceinte et en examinant de nouveau, on trouve un autre fibrome du col qu'on enlève juste le cinquantième jour de la grossesse. La femme accouche à terme d'un enfant vivant (XLVI).

c. — Une troisième indication à l'extirpation, est l'hémorrhagie que le polype peut produire pendant la grossesse.

Dans les cas suivants, cette indication existait. L'extirpation a été faite pendant la grossesse, et le résultat a été heureux, l'accouchement allant à terme.

Obs. LII. (Lever) (1). — Une femme de 35 ans, mariée depuis six mois et demi, enceinte de quatre mois ; depuis douze mois des pertes de sang irrégulières, dernièrement plus fréquentes et durant de huit à neuf jours. Santé très affaiblie. Un polype dur, indolore, du volume d'un œuf de poule, avec un pédicule gros comme le pouce attaché au col utérin. Ligature de polype. Séparation le septième jour. La santé s'améliore et la femme accouche à terme d'un enfant vivant.

En effet, dans les cas d'hémorrhagies graves, l'extirpation est préférable au tamponement, ce dernier, produisant assez souvent l'avortement.

Dans le cas suivant, l'extirpation était indiquée, d'abord pour l'hémorrhagie, ensuite pour la crainte d'un avortement.

Obs. LIII. —(Evans) (2). Une femme âgée de 35 ans a eu un avortement il y a quelques mois. Elle redevient enceinte et s'attend à

(1) Lever. Organic diseases of the uterus, London, 1843, p. 99.

(2) Evans. Ingleby obstetric medecine, p. 146.

avorter de nouveau, à cause du retour des hémorrhagies. En mai elle sent remuer, les hémorrhagies continuent. Le 8 avril, en allant à la selle, elle eut la sensation d'un corps sortant de la vulve. Je crois d'abord sentir une tête dans les membranes fœtales, puis je reconnais un polype attaché au col par un pédicule gros comme le pouce Le 9 août, ligature, le 11 resserrement, et le 13 chute du polype. Le 9 septembre, l'accouchement se fait spontanément d'un enfant mort-né présentant une circulaire au cou.

Le fait suivant, est aussi un exemple d'extirpation de la tumeur pendant la grossesse, se distinguant des autres en ce que, ici, la grossesse fût ignorée et le résultat a été fatal.

Obs. LIV. — (Oldham) (1). En 1841, la femme d'un commerçant est dangereusement malade à la suite d'un avortement. Cette femme, mère d'un seul enfant, est âgée de 26 ans. Elle était très bien portante quand, il y a cinq semaines, elle eut une métrorrhagie très abondante, sans qu'elle pût s'en rendre raison. Elle consulta un médecin qui conseilla le repos et les acides minéraux. L'hémorrhagie ne cessant pas, il l'examina et reconnut un polype du volume d'une petite pomme inséré sur la lèvre antérieure du col par un gros pédicule. Ni la malade ni le médecin n'eurent soupçon de l'état de la grossesse, On fit la ligature qui se sépara avec le polype au bout de deux jours. Elle fut assez imprudente pour se lever; bientôt des douleurs survinrent et un œuf de 6 semaines fut expulsé. Le ventre resta douloureux et la sensibilité prit uue grande intensité. Les phénomènes de péritonite s'accentuant, elle meurt quatre jours après l'avortement.

Dans le cas de West (obs. XX), la grossesse était aussi ignorée au moment de l'excision de la tumeur qu'on fit au 3e mois de la grossesse mais aucun accident n'arriva et la femme accoucha à terme.

(1) Oldham. Guy's hosp. rep., 1852, vol. VIII, p. 74.

Dans l'observation suivante on fit l'extirpation de trois fibromes pendant la grossesse à cause des hémorrhagies abondantes, mais le résultat a été moins heureux, en effet, l'avortement arriva le 8e jour et la femme succomba à une attaque d'éclampsie.

OBS. LV. (Hanck) (1). — Une femme enceinte de 5 mois a des hémorrhagies abondantes. On trouve la cause de ces hémorrhagies dans trois tumeurs fibreuses développées dans la cavité cervicale. On fait l'excision de ces tumeurs, à quelques jours de distance. Elle avorte 8 jours après l'excision de la dernière tumeur. Elle guérit, mais, au bout de quelques jours, elle meurt d'éclampsie.

Enfin, dans le cas de fibromes interstitiels du col, quand il survient une hémorrhagie grave, l'énucléation est le seul moyen efficace pour l'arrêter. En effet, dans les cas de Hayes (obs. XXXVIII), et dans celui de M. Tarnier (XXI), si on avait pratiqué l'énucléation, les malades étaient sauvées; mais, malheureusement, le diagnostic est très difficile dans ces cas.

(1) Hanck. Casper's Woch, 1836, n° 46.

TABLEAU V.

Donnant le résumé de 8 cas d'extirpation de la tumeur pendant la grossesse.

NOM de l'opérateur.	MODE opératoire.	ÉPOQUE de l'operation.	RÉSULTATS pour la mère.	pour l'enfant.
1. Oldham (XIX)...	Torsion.	4e mois.	Guérison.	A terme et vivant.
2. Merriman (L)....	Ligature.	8e mois.	Guérison.	A terme et vivant.
3. Larcher (XLVI).	Excision.	50e jour.	Guérison.	A terme et vivant.
4. Lever (LII)......	Ligature.	4e mois.	Guérison.	A terme et vivant.
5. Evans (LIII).....	Ligature.	8e mois.	Guérison.	A terme, mort par circulaire au cou.
6. Oldham (LIV)....	Ligature.	6e semaine.	Mort.	Avortement la sixième semaine.
7. West (XX)......	Excision.	3e mois.	Guérison.	A terme et vivant.
8. Hanck (LV).....	Excision de trois tumeurs.	3e mois.	Mort par éclampsie.	Avortement au cinquième mois.

On voit, par ce tableau, qu'en somme les résultats sont bons, et que la crainte des avortements, par le fait de l'opération, est un peu exagérée. On peut donc enlever ces tumeurs pendant la grossesse, quand il y a indication, surtout quand elles sont pédiculées. Il faut encore remarquer que dans quatre cas, l'extirpation a été faite à cause des hémorrhagies graves, qui auraient certainement produit des avortements, et, en enlevant les fibromes on a obtenu deux enfants vivants.

L'extirpation de la tumeur étant décidée, il faut préférer l'excision à tous les autres moyens, surtout à la torsion; l'excision peut être faite avec les ciseaux, le bistouri, ou mieux avec l'écraseur linéaire ou l'anse galvano-caustique.

3° *Avortement provoqué.*—On ne pourrait penser à l'avortement provoqué que dans les cas de fibrome sous-péritonéal du col très volumineux, non opérable, et mettant la vie de la mère en danger par des phénomènes de compression des organes du petit bassin ou des phénomènes d'étranglement interne. Cette réunion de faits malheureux n'a jamais été signalée dans aucun cas de fibrome du col utérin compliquant la grossesse. L'observation de M. le professeur Depaul, citée partout comme un fibrome du col nécessitant l'avortement provoqué par des phénomènes de compression graves et mettant la vie de la mère en danger, n'était pas un fibrome du col, il siégeait sur le segment inférieur de l'utérus (communication orale). On ne doit pas pratiquer non plus l'accouchement prématuré artificiel, puisqu'on n'a pas les avantages de l'avortement, le petit volume du fœtus, ni ceux du travail à terme, les modifications que la tumeur subit et dans sa consistance et dans sa situation.

C. — *Pendant le travail.*

Nous pouvons dire d'une façon générale qu'il n'y a pas de règle absolue sur la conduite à tenir en face d'une femme en travail, ayant un fibrome du col de l'utérus. Chaque cas à ses indications particulières que l'accoucheur doit bien étudier pour régler son intervention.

1. *Expectation.* — Une femme ayant un fibrome du col utérin, non facilement opérable, et en travail, on doit avant tout avoir de la patience et attendre pour que tous les changements que le travail peut exercer sur ces tumeurs, comme nous les avons précédemment étudiés, produisent tout ce qu'ils peuvent, en les aidant un peu, en donnant à la femme une position qui soit la plus favorable à l'ascension, ou à la sortie de la tumeur suivant les cas ; en d'autres termes, espérer que l'accouchement puisse se faire spontanément.

Mais cette expectation doit cesser dès que l'on voit que la femme commence à être un peu fatiguée, et que le travail ne marche pas, et que l'enfant souffre, il faut alors agir.

Nous le répétons, cette expectation est indiquée dans les cas des fibromes qui ne peuvent pas être facilement levés ayant par exemple un gros pédicule ou étant interstitiels ou sous-péritonéaux.

Sur nos 80 cas, 32 fois l'accouchement a pu se faire spontanément, sans interventions obstétricales ou chirurgicales ni avant ni pendant le travail.

TABLEAU VI.

Expectation pendant l'accouchement.

		MÈRE			ENFANT.		
		Guérison.	Mort.	(?)	Vivant.	Mort.	(?)
22	Accouchements à termes et spontanés....	14	7	1	7	5	10
6	Accouchements prématurés...............	6	0	0	0	5	1
4	Avortements..........................	1	2	1	0	4	0
32		21	9	2	7	14	11

On voit que l'expectation est moins funeste pour la mère que pour l'enfant, et en somme le résultat général n'est pas aussi heureux que dans les cas d'extirpation de la tumeur comme nous verrons bientôt.

2° *Refoulement de la tumeur*. — En général plus difficile pour les fibromes du col que pour ceux du corps de l'utérus, le refoulement de bas en haut au-dessus du détroit supérieur doit être essayé surtout dans les cas de fibromes sous-péritonéaux, ou de fibromes sous-muqueux de la cavité cervicale qui sont plus développés vers la cavité utérine que vers le vagin. La position sur les genoux et les coudes qu'on donnera à la femme sera préférable dans beaucoup de cas pour pratiquer ce refoulement. On obtient ainsi les bénéfices de la pesanteur, de la pression atmosphérique et de la pression qu'on exerce avec un ou plusieurs doigts, introduits dans le vagin, et au besoin avec toute la main, donnant dans ce dernier cas le chloroforme à la malade. Il faut pratiquer de préférence les pressions dans l'intervalle des contractions, mais toujours avec lenteur et précaution.

Le refoulement n'a été pratiqué que quatre fois dans nos observations trois fois on a eu du succès, et dans le quatrième cas on fut obligé de recourir à l'opération césarienne. Dans les deux cas suivants on croyait l'opération césarienne inévitable et un simple refoulement termina l'accouchement.

Obs. LVI. — (Thirion, de Namur) (1). Multipare, le sixième accouchement retardé par la tumeur, le septième accouchement terminé à six mois, au huitième la femme va au terme de sa grossesse. Tumeur fibreuse enbrassant le col à droite et en arrière, remplissant la cavité pelvienne. Les contractions utérines font descendre la tumeur plus bas. Quatre médecins se décident à faire l'opération césarienne, mais on essaye de refouler la tumeur en haut et vers la fosse iliaque droite dans l'intervalle des douleurs. Cela réussit admirablement ; pendant ce temps, sous l'influence des contractions violentes, la tête descend dans la cavité et prend la place de la tumeur, et, après une deuxième contraction, un enfant vivant sort. De suite après, la tumeur revient à sa place. La mère a des suites de couches heureuses.

Obs. LVII. (Brown Giacomo) (2). — Un corps fibreux remplissant l'excavation pelvienne de manière que l'index pouvait à peine rejoindre l'orifice utérin, qui se trouvait derrière la symphyse pubienne. Opération césarienne paraît inévitable. Il y a procidence du cordon et les pulsations du cordon sont arrêtées. Présentation par les pieds. On refoule la tumeur au-dessus du détroit supérieur ; ce refoulement est aidé par l'extraction du fœtus qui se fait en tirant sur

(1) Thirion de Namur. Bull. méd. belge, 1835, 9 sept.

(2) Brown Giacomo. The New-York medical Record, 1869.

les pieds. Suites de couches normales. Deux mois après, la femme redevient enceinte, la tumeur reste en haut. Accouchement normal. Suites de couches normales. La tumeur siégeait dans la paroi postérieure de la portion cervicale de l'utérus.

Dans le cas suivant, le refoulement a été impossible et on eut recours à l'opération césarienne.

Obs. LVIII. (Moses Baker) (1).— Une primipare de 34 ans à terme et en travail. Rupture spontanée des membranes. Impossible d'arriver par le toucher au col par suite de la présence d'une tumeur dans l'excavation. Le ventre plus haut que d'ordinaire, d'un volume inégal, avec une seconde tumeur à droite et au-dessus de l'ombilic ; la tumeur de l'excavation a bien le volume d'une tête d'enfant. Enfant vivant. J'essaye de refouler la tumeur de l'excavation au-dessus du détroit supérieur avec une assez grande force que j'exerce sur elle. Impossible de délivrer la femme par les voies naturelles. Consultations avec plusieurs médecins et opération césarienne décidée. J'opère la femme et je trouve les deux tumeurs, la tête du fœtus comprimée entre les deux tumeurs, le pariétal droit ayant une dépression; mais l'enfant est vivant et se présente par le sommet. Les procédés antiseptiques les plus rigoureux ont été appliqués. La femme a un peu de fièvre après l'opération, mais elle est guérie entièrement au bout d'un mois. L'enfant se porte bien.

En examinant la femme six mois après l'opération, je trouve la tumeur inférieure remplissant l'excavation. On peut la mouvoir un peu, mais elle est encore énorme, s'étendant du plancher du bassin jusqu'à près de l'ombilic. Au-dessus de la tumeur, je trouve l'utérus. En mettant la femme sur les genoux et les coudes, j'arrive par le toucher sur le col de l'utérus. La lèvre antérieure est normale, mais la lèvre postérieure fait partie de la tumeur fibreuse et elle se confond avec elle.

Dans le cas de Mangiagalli (obs. III) on a refoulé la tumeur en mettant la femme sur les genoux et les

(1) Moses Baker. American Journal of obstetrica, 1881, p, 596.

coudes, et la femme a accouché facilement, mais elle est morte d'infection purulente, l'enfant était vivant.

En somme, par le refoulement de la tumeur au moment du travail on a eu trois succès sur quatre et pour résultats trois enfants vivants, deux mères guéries et la troisième morte d'infection purulente.

3° *Extirpation de la tumeur.* — Après avoir essayé de refouler la tumeur de bas en haut, il faut essayer de l'extirper. La seule contre-indication à l'extirpation se trouve dans la variété sous-péritonéale des fibromes du col. Nous allons peut-être un peu loin en avançant cette proposition, mais si on compare les résultats obtenus par l'extirpation, comme nous verrons bientôt, avec ceux des autres modes d'intervention, cette proposition ne paraîtra pas exagérée, nous avons en vue bien entendu les fibromes de certain volume qui produisent des véritables dystocies graves.

C'est Vincenzo Michelacci, qui en 1791, pratiqua le premier l'extirpation d'un fibrome du col pendant le travail, et il obtint un succès (obs. XXXVII). Burns, dans un cas de fibrome intra-pelvien fit une incision sur le côté droit du vagin, alla sur le pédicule qui s'insérait sur le ligament large et l'excisa. Enfin Danyau fit une nouvelle extirpation pendant le travail en 1851. Son observation est citée partout, nous donnerons bientôt la première partie en résumée et la partie opératoire *in extenso*. Disons d'abord quelques mots sur les méthodes opératoires, elles varient naturellement suivant les cas.

Si on est en face d'un fibrome pédiculé on l'enlève facilement en se servant des ciseaux ou de la ligature extemporanée de Maisonneuve. On introduit deux doigts dans le vagin, on arrive sur le pédicule, ces doigts servent de guide aux ciseaux ou au bistouri boutonné avec lesquels on enlève la tumeur.

A-t-on affaire à un fibrome sessile? L'écraseur linéaire serait préférable si on l'a sous la main ; mais on peut se servir d'un bistouri boutonné sans crainte d'hémorrhagie, nous avons vu M. Depaul employer le bistouri sans qu'il y ait eu d'hémorrhagie (obs. I). Le mode opératoire a été déjà décrit dans notre observation.

A-t-on affaire à un fibrome interstitiel? L'extirpation est encore facile parce que ces tumeurs sont facilement énucléables. Après avoir endormi la malade, on fait une incision sur la partie la plus saillante de la tumeur, avec un bistouri; une fois le tissu utérin incisé on se sert des doigts pour énucléer la tumeur. Cette énucléation se fait le plus souvent sans hémorrhagie. Elle a été pratiquée quatre fois dans nos observations sans qu'il y ait eu d'hémorrhagie.

Obs. LIX. (Danyau) (1). — Une femme de 31 ans, mère de trois enfants, enceinte de huit mois et demi. Hémorrhagie depuis trois semaines. Rupture des membranes depuis quarante heures. Au toucher, tumeur volumineuse remplissant l'excavation. L'orifice externe dilaté en forme de croissant, enfin un pied se présentait dans cet orifice. Tumeur absolument immobile dans l'excavation ; cette tumeur s'était développée très rapidement, parce que la malade, ayant été examinée à six semaines de grossesse par M. Récamier, celui-ci n'avait reconnu qu'un peu de gonflement du col et quelques granulations. On diagnostique un corps fibreux de la lèvre postérieure du col utérin. On n'entendait pas les battements du cœur fœtal. Le

(1) Danyau. Bull. de l'Académie de médecine, 1851 (séance du 8 avril).

surlendemain, je fis l'opération; la femme étant en position obstétricale, j'introduisis l'index et le médius de la main gauche en pronation à travers la vulve, le vagin et le col utérin, jusqu'à l'orifice utérin; avec la main droite, je glisse jusqu'à l'orifice un bistouri à garde, avec lequel je fais une incision sur la partie antérieure et supérieure de la tumeur. Une bonne palette de sang s'écoule. L'index et le médius de la main droite, portés au niveau de l'incision, opérèrent à droite et à gauche un commencement d'énucléation, commençant par la partie inférieure de la tumeur, après quoi je continue, avec des ciseaux, jusqu'à l'insertion du vagin, l'incision commencée avec le bistouri.

La tumeur fut ensuite énucléée dans une plus grande étendue avec les doigts de la main droite et ceux de la main gauche portés successivement dans tous les sens. De fortes pinces de Museux attiraient la tumeur en bas.

La tumeur remplit bientôt tout le vagin et les doigts ne peuvent plus pénétrer. J'écarte alors à droite et à gauche les grandes et les petites lèvres et je fais dans la tumeur obliquement d'arrière en avant et de droite à gauche une section qui la sépare en deux parties égales ; l'introduction des doigts devenant possible, leur action combinée avec les tractions des aides et des efforts même de la femme font sortir la tumeur en totalité. Puis, portant la main jusqu'à l'orifice interne, je trouve, non seulement un pied, mais encore la tête et une main. Je saisis le pied et je fais la version. L'opération dure trois quarts d'heure. Délivrance naturelle. Guérison.

Poids de la tumeur 650 grammes; son grand diamètre 15 centimètres, sa largeur et son épaisseur, à peu près égales, sont de 9 centimètres et demi.

En comparant ce cas avec celui que nous avons observé à la clinique, il y a une certaine analogie; toutes les deux sont des tumeurs sous-muqueuses presque sessiles. Le mode opératoire a été presque le même ; seulement dans notre cas, quoique la tumeur pesât 1750 grammes au lieu de 650, M. Depaul n'a pas été obligé de la couper en deux pour la faire sortir du vagin, parce que notre tumeur était allongée et en grande partie hors de la vulve.

L'observation suivante est encore plus intéressante parce qu'il s'agit d'un fibrome interstitiel. L'énucléation a été facile, sans la moindre hémorrhagie et le résultat magnifique.

Obs. LX. (Braxton Hicks) (1). — Une multipare en travail depuis 12 heures, a des contractions énergiques presque continuelles. En touchant la femme j'arrive sur une tumeur dure mais élastique, occupant toute la partie supérieure du vagin, empêchant d'arriver sur la tête qui est au détroit supérieur, mais en introduisant toute la main dans le vagin j'arrive sur elle. En cherchant avec difficulté l'orifice externe je le trouve au-dessus et en arrière de la tumeur. La tumeur est facile à contourner avec le doigt quoique la sage-femme l'eût prise pour le siège, et un médecin pour la vessie distendue à laquelle elle ressemble beaucoup. Je fais le cathétérisme et fais sortir très peu d'urine. Je pense que la version pourrait terminer l'accouchement, en glissant la tumeur pendant l'évolution ; cette opération est impossible à faire à cause des contractions énergiques de l'utérus. La femme étant endormie, je fais deux tentatives de version sans succès ; puis j'essaye d'appliquer le forceps sur la tête, impossibilité absolue de la saisir entre les branches du forceps.

Je pense à la perforation, à la craniotomie et à la céphalotripsie, mais à cause de la distance à laquelle la tête était placée, à cause du volume de la tumeur, et à cause des contractions énergiques de l'utérus autour du cou du fœtus, je ne fais pas ces opérations et j'essaye l'énucléation de la tumeur ; je pense qu'elle sera possible parce que j'ai vu plusieurs cas dans lesquels ces tumeur étaient libres dans leur capsule. Je fais donc une petite incision sur la tumeur, j'élargis cette incision et l'énucléation se fait facilement ; pas la moindre hémorrhagie. Tout de suite après l'énucléation la tête du fœtus descend dans l'excavation, je termine l'accouchement à l'aide d'une application du forceps. L'enfant est vivant. La tumeur pesait

(1) Braxton Hicks. Obstetrical Transaction of London, 1871, p. 273.

324 grammes. C'était un corps fibreux, l'examen histologique l'a démontré. La femme a eu un peu de fièvre le troisième jour, puis elle est guérie.

Je la revois un mois après, je trouve le col normal, et ne trouve plus de trace de la tumeur.

L'extirpation de la tumeur a été faite aussi dans les cas suivants :

Obs. LXI. (Guiseppe Brancadoro) (1). — Une femme en travail depuis 30 heures ; l'accouchement ne se faisait pas à cause d'une grosse tumeur fibreuse qui avait le volume de deux poings et qui, attachée à la lèvre postérieure du museau de tanche, était descendue dans le vagin. Il enleva la tumeur, il n'y eut aucune hémorrhagie. L'enfant était vivant et la mère fut sauvée.

Obs. LXII (Pugh) (2). — Une femme enceinte de 6 mois en travail depuis plus de deux jours. Je trouve au col de l'utérus une excroissance charnue grosse comme un œuf de dinde et à pédicule gros comme le doigt. Je fis la ligature du pédicule suivie d'excision avec le bistouri au-dessous de la ligature. Une demi-heure après, la femme accouchait.

Obs. LXIII. (Fischer) (3). — Une femme enceinte a un fibrome pédiculé inséré sur l'orifice utérin et long de huit centimètres. La femme arrivant à terme et la tumeur empêchant l'accouchement de se faire, on fait l'excision au moment du travail, et de suite après la femme accouche.

La femme guérit.

Obs. LXIV. (Sydney-Turner) (4). — Une femme âgée de 46 ans, mère de cinq enfants tous bien portants. Le dernier accouchement

(1) Guiseppe Brancadoro. Millot. Obstétrique en Italie, 1882, p. 245.
(2) Pugh. Treatise of Midwifery, 1854, p. 121.
(3) Fischer. Zeitschrift für Wiundagite, Geb., 1875, nº 11.
(4) Sydney Turner. Britsh med. Journal, 1880, vol. II, p. 169.

il y a sept ans. Elle est enceinte et en travail. Au toucher on trouve dans le vagin une tumeur ayant le volume et la forme d'une poire, avec un long pédicule inséré sur la moitié postérieure du col. L'enfant se présentait par le sommet. Le travail ne marchant pas, on fait une double ligature sur le pédicule avec du fil de chanvre très fort, la malade étant préalablement endormie. Excision avec les ciseaux. La femme accouche spontanément quelques minutes après.

Enfant vivant. Guerison.

La tumeur était globuleuse ayant deux pouces de diamètre et à l'examen histologique on trouve un fibro-myôme ayant une dégénérescence kystique.

Obs. LXV. (Bedford) (1). — Une primipare ayant des hémorrhagies considérables avant et pendant sa grossesse. Etant en travail depuis 18 heures, on trouve à la vulve une tumeur avec un pédicule inséré sur la lèvre postérieure du col, et remplissant tout le vagin. On excise la tumeur, malgré cette excision l'accouchement ne se faisant pas et des symptômes d'épuisement survenant, on fait six heures après l'excision une application de forceps. Guérison. La tumeur pesait 6 onces.

Obs. LXVI. (Wallace) (2). — Une femme âgée de 44 ans primipare, enceinte et en travail. Au toucher vaginal, masse dure arrondie, ressemblant à la tête du fœtus; en effet un médecin l'avait prise pour la tête.

Je donne le chloroforme pour bien examiner la malade et je trouve la tête en O. I. G. A. Puis introduisant un doigt de la main droite dans le vagin et un autre doigt de la main gauche dans le rectum, je circonscris bien la tumeur que je sens se déplacer un peu, mais pas assez pour la repousser au-dessus de l'excavation, je ne sens ni fluctuation ni crépitation cartilagineuse et je fais le diagnostic de tumeur fibreuse du segment inférieur du corps de l'utérus et du col.

Je fais une ponction dans la tumeur par le vagin, la tumeur ne diminue pas de volume.

(1) Bedford. Obstetrics, 1861, New-York.
(2) Wallace. British medical Journal, 1871, p. 379.

Le lendemain mon diagnostic est confirmé par les docteurs Jonhston et Davidson. On endort encore la malade, et j'essaye d'appliquer le forceps sur la tête ; impossible de faire sortir la tête. Je retire le forceps et, passant une bougie flexible dans le rectum et un cathéter dans la vessie, je fais une incision sur la tumeur, par le vagin et au-dessous du col, et je trouve que la tumeur est facilement énucléable; les adhérences avec sa capsule et avec les parties environnantes étant très lâches je les détache avec mes doigts. Après avoir passé mes doigts autour de la tumeur je la saisis avec une pince à polype et je l'attire à moi, mais trouvant que la pince glissait je fixe la tumeur avec un crochet et je l'amène à la vulve par des tractions assez fortes et continues. Je trouve alors un pédicule gros comme deux travers de doigt, il se détache après quelques mouvements de torsion et de traction. C'était un fibrome pesant 435 grammes mesurant 16 centimètres de longueur, 7 d'épaisseur su 11 de largeur. L'accouchement se termine par une seconde application de forceps. L'enfant est mort-né. Pas d'hémorrhagie consécutive. Je trouve une autre tumeur dans la paroi antérieure de l'utérus. Six semaines après la femme était parfaitement rétablie.

D'après la description de la tumeur et surtout d'après le mode opératoire de l'auteur, nous croyons que c'était bien un fibrome sous péritonéal, il serait intéressant d'être fixésur ce point, parce que les fibromes sous-péritonéaux ne seraient plus une contre-indication à l'extirpation.

Les deux observations suivantes peuvent entrer dans cette série de faits. Dans la première, il y avait une grossesse gémellaire, les fœtus sont morts à cinq mois, mais ils ne pouvaient pas sortir par suite d'un fibrome du col; on l'enlève et l'avortement se fait. Dans la seconde il y a un avortement de trois mois, mais l'œuf est retenu par le fibrome du col, on l'enlève et la sortie du fœtus se fait de suite après.

Obs. LXVII. (Koschy d'Ostrowo) (1). — Une femme enceinte a des signes d'un avortement à cinq mois et demi, contractions, douleurs, sans que l'œuf puisse sortir. On trouve un gros fibrome pédiculé inséré sur le col. On fait la section du pédicule et on voit la sortie de deux fœtus l'un de trois mois et macéré, l'autre de cinq mois non viable et plus volumineux.

Obs. LXVIII. (Lever) (2). — Une femme mère de plusieurs enfants; le dernier accouchement il y a trois ans. Il y a cinq mois elle a tous les signes d'un début de la grossesse ; trois mois après elle a des douleurs violentes et des hémorrhagies abondantes qui font penser à un avortement, quoiqu'il n'y ait pas eu d'expulsion du fœtus. Sa santé s'améliore et elle n'a plus de pertes, jusqu'à il y a sept semaines, quand elle fut prise des douleurs violentes dans le ventre accompagnées d'hémorrhagie grave. Je trouve par le toucher un fibrome pédiculé peu volumineux, insére par un pédicule grêle sur le côté droit de la partie postérieure du col; l'utérus volumineux était abaissé. Je fis la torsion du polype, au bout de quelques heures elle expulse un œuf de trois mois qui avaient dû être retenu sept semaines dans la cavité utérine.

(1) Koschy d'Ostrowo. Gazette médicale de Berlin, 1837.
(2) Lever. In Guy's hospital report, 1842, p. 108.

TABLEAU VII.

Donnant le résumé de 12 cas d'extirpation de la tumeur pendant le travail.

NOM de l'opérateur et numéro de l'observation.	VARIÉTÉ de la tumeur	MÉTHODE opératoire.	OPÉRATIONS obstétricales précédant ou succédant à l'extirpation	RÉSULTATS pour la mère.	pour l'enfant
1. V. Michelaci (XXXVIII).	?	Excision.	Forceps après l'excision.	Guérison.	Vivant.
2. Danyau (LIX).	Ss-muqueux sessile, 650 grammes.	Énucléation avec le bistouri.	Version après l'énucléation.	Guérison.	Mort avant l'opér.
3. Braxton Hicks (LX).	Interstitielle 320 gr.	Énucléation avec le bistouri.	Forceps et version avant l'opération. 2e forceps après.	Guérison.	Vivant.
4. Brancadaro (LXI).	?	Extirpation.	Pas d'opération.	Guérison.	Vivant.
5. Pugh (LXII).	Pédiculée.	Ligature suivie d'excision avec le bistouri.	Pas d'opération.	Guérison.	Enfant de six mois mort.
6. Fischer (LXII).	Pédiculée.	Excision.	Pas d'opération.	Guérison.	?
7. Sydney Turner (LXIV).	Pédiculée.	Deux ligatures suivies d'excision avec les ciseaux.	Pas d'opération.	Guérison.	Vivant.
8. Bedford (LXV)	Pédiculée.	Excision.	Forceps après l'opération.	Guérison.	?
9. Wallace. (LXVI).	Sous-péritonéale (?).	Énucléation suivie de torsion du pédicule.	Ponction et forceps avant l'énucléation. Forceps après.	Guérison.	Mort.
10. Koschy (LXVII).	Pédiculée.	Excision.	Pas d'opération.	Guérison.	2 avortons
11. Lever (LXVIII).	Pédiculée.	Torsion.	Pas d'opération.	Guérison.	Avortons
12. Depaul (I).	Sessile 1750 gr.	Énucléation avec le bistouri.	Énucléation suivie de crochet sur l'aine.	Morte deux mois après.	Vivant.

On voit, par ce tableau, que les résultats de l'extirpation de la tumeur pendant le travail sont très heureux, parce que sur 12 cas, il y a 11 guérisons pour la mère et une seule mort, cette dernière n'arrivant que deux mois après l'opération par des phénomènes septicémiques Voir l'obs. I). Six fois l'accouchement s'est fait spontanément après l'extirpation, et six fois on a été obligé de recourir a une autre opération obstétricale pour terminer l'accouchement. Pour les enfants on n'a qu'un seul mort par le fait même de l'opération. 5 vivants, 1 mort avant l'opération, 3 non viables et 2 résultats inconnus.

On doit donc faire l'extirpation de la tumeur au moment du travail quand elle cause une dystocie, dans tous les cas de fibromes pédiculés, et aussi dans les cas de fibromes interstitiels ou sessiles, mais dans ces derniers cas, après avoir essayé le forceps ou la version, comme nous verrons bientôt.

4° *Forceps.* — Quand on ne peut ni refouler la tumeur en haut, ni l'enlever par une opération facile, la tumeur n'étant pas pédiculée, il faut appliquer le forceps, si la tête se présente dans l'excavation. On introduit une main pour tâcher d'immobiliser la tumeur, et on guide une branche du forceps sur cette main, puis on esssaye d'appliquer la seconde branche. Mais doit-on préférer le forceps à la version? C'est une question très discutée et très difficile à résoudre. M. Tarnier préfère la version au forceps, au contraire M. Depaul le forceps à la version.

Pour répondre a la question, nous ne pouvons mieux

faire que de citer les cas dans lesquels on a employé le forceps ou la version et comparer les résultats, quoique tous les cas ne peuvent pas se ressembler, mais quand on peut en réunir un certain nombre on peut en tirer quelques conclusions, en se souvenant toujours que chaque cas a ses indications spéciales.

Cas dans lesquels on appliqua le forceps : Obs. XI, XVII, XXXIV.

Obs. LXIX. (Stoltz) (1). — C. de S..., âgée de 39 ans, mère de deux enfants. Un avortement de trois mois sans cause connue. Un mois après, elle devient enceinte pour la quatrième fois ; alors elle eut des pertes blanches et parfois des pertes de sang par le vagin.

Le 26 mai 1829, à 7 heures du soir, le travail se déclare, la grossesse étant arrivée à terme.

Le 27, à une heure du matin, les membranes se rompent, la sage-femme, trouvant une tumeur dans l'excavation, m'appelle à deux heures du matin. Je trouve par le toucher vaginal une tumeur du volume du poing d'un adulte, égale, élastique, tout à fait indolore et formée de la lèvre postérieure du museau de tanche. La lèvre antérieure était le siège aussi d'une tumeur, mais bien plus petite que celle de la lèvre postérieure ; entre les deux une fente transversale ; en écartant ces deux lèvres, on trouve la tête en O. I. D. P. Quatre heures après, la tumeur de la lèvre postérieure s'avançait entre les deux lèvres de la vulve ; alors j'introduis trois doigts dans la matrice et je fais exécuter à la tête un mouvement de rotation, puis j'applique le forceps en commençant par la branche femelle. La sortie de la tête fut précédée par celle des deux tumeurs du museau de tanche, par conséquent le segment inférieur de l'utérus fut amené jusqu'à la vulve. Je reçus un enfant du sexe féminin, très gros, très bien portant. Après l'extraction de l'enfant, les deux tumeurs restent en dehors des parties génitales, la plus grande ayant la forme d'un

(1) Stoltz. La clinique. Annales de médecine universelle, 1830, p. 377.

polype et le volume de la tête d'un fœtus de huit mois, elle était lobulée, charnue, livide et insensible ; l'autre avait un pouce et demi de longueur; à gauche elles étaient réunies par une commissure ordinaire, tandis que, à droite, il existait une déchirure de plus de deux pouces de profondeur.

La sage-femme fit l'extraction de l'arrière-faix. Je fis aussitôt la ligature de toute cette masse, qui était restée hors de la vulve, avec un fil de chanvre plié en plusieurs doubles et ciré, et avec un serre nœud ordinaire je fis une forte constriction qui ne causa pas la moindre douleur à la femme. Il restait une ouverture latérale qui communiquait avec la cavité utérine, par où passaient les lochies ; c'était la moitié supérieure de l'échancrure qui s'était faite à droite, lors du passage de la tête par l'orifice utérin. La ligature fut serrée chaque jour, et les tumeurs tombent le quatrième jour. La femme est guérie.

Le cas suivant est aussi un succès obtenu par le forceps, la femme est morte six mois après par une opération maladroite.

Obs. LXX. (Gooch) (1). — Je fus appelé près d'une femme de 40 ans, enceinte et en travail ; je trouve par le toucher une tumeur rouge et dure ayant le volume d'une tête d'un fœtus à terme, et un pédicule gros comme le poing inséré sur le col de l'utérus. L'accouchement ne se faisant pas spontanément, j'applique le forceps et j'obtiens un succès. Six mois après, je fais la ligature de la tumeur ; la femme a des douleurs ressemblant à celles du travail ; de plus, des vomissements.

Elle meurt 15 jours après la ligature.

A l'autopsie, je trouve l'utérus entouré par la ligature et une ouverture du péritoine dans une étendue de près d'un pouce.

Dans d'autres cas, nous trouvons l'application du forceps échouée et l'accouchement terminé par la céphalotripsie ou par l'extirpation de la tumeur.

(1) Gooch. Diseases of Women, London, 1831, p. 266.

Enfin dans d'autres cas on a appliqué le forceps après l'extirpation de la tumeur.

Donc il faut distinguer en trois catégories les applications du forceps, comme nous ferons cette distinction également pour la version : 1° application du forceps sans autres opérations; 2° application sans succès suivie d'une autre opération; enfin 3° application avec succès mais précédée d'une opération.

TABLEAU VIII.

Résumé de 13 applications de forceps pour les fibromes du col.

	NOM de l'opérateur et numéro de l'observation.	VARIÉTÉ de la tumeur.	APPLICATION du forceps.	OPÉRATIONS précédant ou succédant à l'application du forceps.	RÉSULTATS pour la mère.	RÉSULTATS pour l'enfant
1°	1. Guéniot (XI).	Sous-péritonéale.	Avec succès au détroit inférieur.	Forceps seul.	Guérison.	Vivant.
	2. Stoltz (XVII).	Interstitielle, vol. d'un œuf de poule.	Avec succès	Forceps seul.	Guérison.	Vivant.
	3. Pohl (XXXIX).	Pédiculée.	Avec succès.	Forceps seul.	Guérison.	(?)
	4. Stoltz (LXIX).	2 tumeurs pédiculées.	Avec succès.	Forceps seul.	Guérison.	Vivant.
	5. Gooch (LXX).	Pédiculée. Gros pédic.	Avec succès.	Forceps seul.	Guérison.	(?)
2°	6. Ingleby (LXXII).	(?)	Sans succès.	Suivie de perforation du crâne.	Mort.	Mort.
	7. Br. Hicks (LX).	Interstitielle	Sans succès.	Suivie d'énucléation de la tumeur.	Guérison.	Vivant.
	8. Wallace (LXVI).	Sous-péritonéale (?).	Sans succès.	Suivie d'énucléation.	Guérison.	Mort.
	9. Pajot (XXXVI).	Interstitielle	Sans succès.	Suivie de céphalotripsie.	Guérison.	Mort.
3°	10. Br. Hicks (LX). Même que n° 7.	Interstitielle	Avec succès.	Après l'énucléation.	Guérison.	Vivant.
	11. Bedford. (LXV).	Pédiculée.	Avec succès.	Après l'énucléation.	Guérison.	(?)
	12. Wallace (LXVI). Même que n° 8.	Sous-péritonéale (?).	Avec succès.	Après l'énucléation	Guérison.	Mort.
	13. V. Michelaci. (XXXVII).	Interstitielle	Avec succès.	Après l'excision de la tumeur.	Guérison.	Vivant.

On voit par ce tableau que les résultats sont très heureux avec le forceps. Sur cinq applications, cinq guérisons pour les mères, et trois enfants vivants et deux résultats inconnus pour les enfants.

5° *Version.* — Voyons maintenant les cas dans lesquels on a appliqué la version et les résultats de cette opération ; puis nous allons comparer ces résultats avec ceux obtenus par l'application du forceps.

La version a été pratiquée dans les cas suivants (obs. X, XLIV).

Obs. LXXI. (Poulet) (1). — Mme A. D..., âgée de 36 ans, mère de quatre enfants, devient enceinte vers le milieu du mois d'août 1879. Grossesse pénible, passée en grande partie au lit, vomissements, toux et inappétence. Apparition des premières douleurs le 16 mai 1880. Appelé le lendemain à 6 heures du soir je trouve l'abdomen très développé, affectant une certaine disposition en besace. Au toucher, pratiqué avec deux doigts, je trouve une masse molle de la consistance d'un lipome, occupant toute la région accessible du bassin. En mettant la femme sur les genoux et les coudes et en introduisant toute la main dans le vagin, je trouve le col derrière la symphyse pubienne, et je fais le diagnostic d'une présentation de la face, et aussi d'une tumeur du volume de la tête d'un fœtus à terme, implantée en arrière et latéralement dans l'épaisseur du col utérin. La tumeur est considérablement ramollie sous l'influence du travail. La femme commençait à s'épuiser. L'application du forceps ou du céphalotribe étant impossible et la tumeur n'étant pas pédiculée pour être extirpée, je m'arrêtai à la version. A deux heures du matin, j'essaye la version en mettant la femme sur les genoux et les coudes. Cette opération a été des plus difficiles ; je fus obligé de changer de main à quatre ou cinq reprises ; j'ai pu avec peine amener un pied dans le petit bassin, mais l'évolution ne se faisant pas, j'essaye de

(1) Poulet. Concours médical, 1881, janvier.

mettre un lacs sur ce pied, impossibilité absolue ; j'accroche alors avec le crochet aigu, qui se trouve à l'extrémité de l'une des branches de mon forceps, l'enfant étant déjà mort ; je pus faire ainsi éxécuter le mouvement d'évolution au fœtus. En quelques secondes, j'attirais au dehors les deux pieds et le tronc jusqu'au thorax. Les épaules sortent très difficilement, tandis que la sortie de la tête fut très facile. L'opération avait duré une heure. Le fœtus mort-né était un gros garçon. Après la délivrance, je contrôle mon diagnostic en introduisant la main dans le vagin ; la tumeur était bien un polype fibreux implanté par une large base sur la lèvre postérieure et sur les parties latérales du col utérin. Les suites des couches furent compliquées d'une fièvre puerpérale grave, fièvre, frisson, etc. La malade, après avoir couru les dangers les plus imminents, arrive enfin à la convalescence au commencement de juin.

Cette observation est presque identique aux cas que nous avons vus pour lesquels on a fait l'énucléation de la tumeur, soit avec le bistouri ont avec l'écraseur linéaire; le résultat serait meilleur, quoique l'auteur dit que la tumeur était très vasculaire et qu'il a cru sentir des battements artériels au sommet de la tumeur, mais dans ce cas le pédicule devait être moins vasculaire.

Le tableau suivant donne tous les cas de versions ; nous les divisons également en trois catégories, comme pour les cas d'applications du forceps.

TABLEAU IX.

Résumé de 5 cas de version pour les fibromes du col.

	NOM de l'opérateur et numéro de l'observation.	VARIÉTÉ de la tumeur.	VERSION.	OPÉRATIONS pratiquées avant ou après la version.	RÉSULTATS pour la mère.	RÉSULTATS pour l'enfant
1°	1. Oldham. (X).	Pédiculée.	Version.		Guérison.	(?)
1°	2. Borret (XLIV).	Pédiculée.	Version, le diagnostic n'étant pas fait.		Mort.	Vivant.
1°	3. Poulet (LXXI).	Pédicule très-épais.	Version très diff., posit. sur les gen. et les coud.		Guérison.	Mort.
2°	4. B. Hicks (LX).	Interstitielle	Sans succès.	Enucléation après la version.	Guérison.	Vivant.
3°	5. Danyau	Sessile.	Avec succès.	Aprés l'énucléation de la tumeur.	Guérison.	Mort.

Si nous comparons les résultats de la version avec ceux du forceps nous trouvons :

FORCEPS.			VERSION.		
Mères	Vivantes	5.	Mères	Vivantes	2.
	Mortes	0.		Mortes	1.
Enfants	Vivants	3.	Enfants	Vivants	1.
	Inconnus	2.		Morts	1.
				Inconnus	1.

Il est incontestable que dans ces cas, composés exclusivement de fibromes du col utérin, le forceps a donné un meilleur résultat que la version; la supériorité du forceps sur la version a été démontrée aussi par les statistiques de Susserot et de Lefour dans les cas de fibromes de l'utérus en général, compliquant l'accouchement. Susserot (1) sur 147 cas a noté 20 applications du forceps et 20 versions.

Voici les résultats :

FORCEPS.			VERSION.		
Mères	Vivantes...	12.	Mères	Vivantes...	8.
	Mortes.....	8.		Mortes.....	12.
Enfants	Vivants....	7.	Enfants	Vivants....	3.
	Morts	13.		Morts......	17.

Ces statistiques donnent évidemment raison au forceps contre la version. Mais il ne faut pas aussi oublier que dans nos observations on a essayé 4 fois l'application du forceps sans succès et une seule fois la version également sans succès.

Nous préférerions le forceps à cause des résultats assez brillants obtenus par son application; mais cela ne peut pas être une règle générale; en effet, dans certains cas, la version serait préférable, par exemple quand on a affaire à une présentation de l'épaule. En somme on doit se guider dans le choix de tel ou tel procédé opératoire, d'après le volume de la tumeur et la position du fœtus.

Enfin, si on fait la version il serait préférable de mettre la femme sur les genoux et les coudes pour pouvoir en

(1) Gussourott. Bettrage Zur Casnistik der mit Utemsmyomen Complicreten Geburten, Juang. Dissert., Rostock, 1870.

même temps refouler la tumeur au-dessus du détroit supérieur.

6° *Extraction.* — Si l'enfant se présente par le siège, on doit naturellement faire son extraction en tirant sur un ou deux pieds. L'extraction a été pratiquée dans les obs. II, XXVIII.

7° *Crochets sur l'aine*, si la présentation du siège est mode des fesses ; — Après avoir essayé de faire l'extraction de l'enfant, en passant les doigts courbés sur l'aine du fœtus, si on ne peut pas faire sortir le siège, il faut essayer d'appliquer un crochet mousse sur l'aine. Le crochet sur l'aine a été employé dans les obs. I. XLVIII.

8° *Embryotomie.* — Si les tentatives d'extraction par le forceps ou par la version ont été infructueuses, il ne reste que l'embryotomie ; la perforation du crâne d'abord puis la céphalotripsie, si elle est nécessaire.

Cas dans lesquels on a pratiqué l'embryotomie (obs. XXXII. XXXVI).

Obs. LXXII. (Ingleby) (1). — Tumeur solide et volumineuse du col de l'utérus, chez une femme en travail. Application de forceps impossible. Perforation du crâne. Mort.

Autopsie. Tumeurs multiples dans les parois utérines, une grosse sur le col, dure à l'extérieure, ramollie au centre.

Obs. LXXIII. (Gervis) (2). — Femme enceinte. Hémorrhagies

(1) Ingleby. Edimbourg medical Journal, 1836, p. 127.
(2) Gervis. Med. Times Gazette, 1869, p. 153.

considérables pendant les quatre premiers mois de la grossesse. Arrivée à terme. Accouchement impossible par la présence d'un polype volumineux qui adhère au col et aux parois du vagin.

Craniotomie. Excision de la tumeur au cinquième jour. Mort par péritonite au bout de quelques jours.

Autopsie. — Col sain, plaie guérie, pas d'inflammation de voisinage.

Obs. LXXIV. (E. Martin) (1). — Une femme âgée de 37 ans. Deux accouchements antérieurs. Myome implanté dans la paroi postérieure du col utérin ayant le volume d'une tête d'enfant. Arrivée à terme, rupture prématurée des membranes. Travail lent et laborieux. Ponction dans la tumeur, pas de diminution. Craniotomie suivie de cephalotripsie. Mort deux jours après d'une péritonite. A l'autopsie, déchirure du vagin.

TABLEAU X

Donnant le résumé de 6 cas d'embryotomie pratiquée pour un fibrome du col.

NOM de l'opérateur et numéro de l'observation.	VARIÉTÉ de la tumeur	MODE opératoire.	OPÉRATIONS pratiquées avant ou après l'embryotomie.	RÉSULTATS pour la mère.
1. Amand (XXXII).	Interstitielle	Grochet sur la tête.		Guérison.
2. Pajot (XXXVI).	Interstitielle	Céphalotripsie.	Forceps sans succès.	Guérison.
3. Ingleby (LXXII).	(?)	Perforation du crâne.	Forceps impossible.	Mort.
4. Gervis (LXXIII).	Pédiculée.	Craniotomie.	Excision le 5e jour.	Mort.
5 E. Martin (LXXIV).	Interstitielle	Craniotomie, céphalotripsie.	Ponction avant l'opération.	Mort.
6. P. Dubois (LXXIV).	Interstitielle	Céphalotripsie sans succès.	Suivie d'opérat. césarienne.	Mort.

(1) E. Martin. Berlin Klin. Woch. 1875, p. 614.

Enfin comme dernière ressource :

9° L'*Opération césarienne.* — Nous avons trouvé souvent ce fait très important et très curieux, qu'au moment même où l'on se préparait à faire l'opération césarienne l'accouchement se faisait spontanément, par un déplacement dela tumeur ou par son assouplissement, ou enfin par un simple refoulement ou bien se terminait par une opération moins dangereuse que l'opération césarienne, ressource extrême à laquelle il faut s'adresser. Mais nous préférerions dans ces cas l'opération de Porro, qui a donné de meilleurs résultats que l'opération césarienne, dans les cas de rétrécissements extrêmes du bassin, comme cela a été démontré dans l'excellente thèse de notre maître et ami, le Dr Maygrier.

Cas dans lesquels on a pratiqué l'opération césarienne : (obs. XXXIV. LVIII).

Obs. LXXV. (Ygonin) (1). — Une femme est en travail depuis 23 heures (2 novembre 1857). Elle entre à la Clinique et on reconnaît l'existence d'une tumeur fibreuse ayant envahi la totalité du col utérin. Malgré les débridements multiples, pratiqués par P. Dubois, la céphalotripsie resta sans résultat. Il fallut faire l'opération césarienne et la femme a succombé.

Obs. LXXVI. (Barnier) (2). — Tumeur fibreuse siégeant sur le col. Accouchement impossible. On fut obligé de recourir à l'opération césarienne. La malade mourut. Cette tumeur du col avait été prise pour la tête de l'enfant.

Obs. LXXVII. (Longhi-Giou) (3). — Une femme enceinte a un fi-

(1) Igonin. In Thèse de Figueroa, 1872, p. 45.

(2) Barnier. Cité par Bouchacourt. Lyon médical, 1871, p. 582.

(3 Longhi Giou. Gazette méd. de Lombardie, 1873, p. 75.

brome du col de l'utérus qui remplit complètement l'excavation pulvienne. Elle arrive à terme et l'accouchement ne se faisant pas, je fais l'opération césarienne. La femme succombe deux jours après, mais l'enfant est vivant.

Obs. LXXVIII. (Spiegelberg) (1). Une femme enceinte ayant une tumeur fibreuse de la paroi postérieure du col de l'utérus et du côté gauche. Elle arrive à terme de sa groseesse. L'enfant était déjà mort, on fait l'opération césarienne. Après l'opération il y a une inertie utérine et une hémorrhagie assez abondante. La femme est morte douze heures après l'opération.

Dans l'observation d'Ameline (XXXIV), on a fait aussi l'opération césarienne quand l'enfant était déjà mort, mais il y avait de plus une rupture de l'utérus.

TABLEAU XI.

Résumé de 6 cas d'opération césarienne.

NOM de l'opérateur et numéro de l'observation.	VARIÉTÉ de la tumeur.	OPÉRATION césarienne	OPÉRATIONS pratiquées avant.	RESULTATS	
				pour la mère.	pour l'enfant
1. P. Dubois (LXXV).	Interstitielle	Opération césarienne.	Céphalotripsie sans résultat.	Mort.	Mort.
2. Barnier (LXXIV).	(?)	»	»	Mort.	(?)
3 Moses Baker (LVIII).	Interstitielle une 2e au fond.	»	Refoulement sans succès.	Guérison.	Vivant.
4. L. Gion (LXXVII).	(?)	»	»	Mort.	Vivant.
5. Spiegelberg (LXXVIII).	(?)	»	»	Mort.	Mort.
6. Hélot (XXXIV).	Interstitielle	»	»	Mort.	Mort.

(1) Spiegelberg. Arch. für Gynak., 1863, t. V,

D. — *Après l'accouchement.*

S'il y a des hémorrhagies, des péritonites ou des métro-péritonites après l'accouchement, il faut les traiter par les moyens ordinaires.

Quelquefois on est obligé d'enlever la tumeur, pour arrêter l'hémorrhagie qu'elle cause par sa présence après l'accouchement (obs. XLIII).

Combien de temps après l'accouchement faut-il enlever ces tumeurs? Y a-t-il danger à les enlever tout de suite après l'accouchement?

Quelles sont les indications de cette extirpation hâtive?

Telles sont les indications qui peuvent se poser à l'accoucheur en face d'une femme ayant un fibrome du col, et qui vient d'accoucher. Pour répondre à ces questions examinons d'abord ce qu'on a fait dans des cas pareils et voyons les résultats qu'on a obtenus.

D'abord, dans le fait suivant, l'excision du fibrome a été faite sans indications 10 jours après l'accouchement, et on a eu une hémorrhagie assez grave.

Obs. LXXIX. (Math. Duncan) (1). — Madame G. a eu trois accouchements normaux, le dernier il y a dix jours sans intervention. Je trouve une tumeur globuleuse et presque sessile, du volume d'un œuf de poule, attachée sur la lèvre antérieure du col utérin. Je tire la tumeur en bas et j'en fais l'excision. Hémorrhagie abondante nécessitant le tamponnement pour l'arrêter. Guérison.

(1) M. Duncan, Edimbourg med. Journ., 1867, vol. XII, p. 639.

Dans le cas suivant, l'excision de la tumeur a été faite trois mois après l'avortement pour des tranchées utérines et pour des hémorrhagies.

Obs. LXXX. (Larcher) (1).—Femme de 34 ans multipare. Cessation des règles au 12 du mois de janvier 1873. Six jours après, par le toucher vaginal, je trouve une tumeur dure, résistante, lisse à sa surface, paraissant dépendre de la moitié postérieure de l'orifice interne du col; huit jours après mon examen, une sage-femme diagnostique une grossesse. Cinq jours après, coliques, pertes et la sage-femme trouve un fœtus de six semaines dans les caillots. Tranchées utérines et hémorrhagies continuant pendant trois mois après l'avortement. Je constate encore la présence du polype gros comme une noix et relié par un court pédicule à la partie la plus profonde de la paroi postérieure du col utérin. Le spéculum étant appliqué, je saisis le polype à l'aide d'une pince à griffes, je fais tirer en bas par un aide, et à l'aide de longs ciseaux courbes je coupe le pédicule que je tenais au bout de mes deux doigts. Aussitôt, je place dans la cavité du col une boule de charpie imprégnée d'une solution de perchlorure de fer, et je tamponne ensuite le vagin avec de la charpie sèche. Repos au lit pendant 15 jours. Retour des règles le 16 mai. Guérison. Rien au col à ce moment.

(Voir la suite de cette observation à XLVI).

(1) Larcher, Bulletin de la Société médicale de Paris, 1875, p. 207.

TABLEAU XII

Résumant 17 cas de fibromes du col enlevés après l'accouchement.

NOM de l'opérateur et numéro de l'observation.	VARIÉTÉ de la tumeur.	MODE de termin. de l'accouchement.	METHODE opératoire.	MOMENT de l'opération.	INDICATIONS.	RÉSULTA[T] pour la mère
1. Danyau (II).	Sessile.	Extraction	Section avec le bistouri.	De suite apr. l'accouch.	Sans indications.	Guériso[n]
2. Giout (XXVI).	Pédiculée.	Spontané.	Ligature suivie d'excision.	De suite après.	Sans indications.	Guériso[n]
3. Stoltz (LXIX).	Pédiculée, 2 tumeurs.	Forceps.	Ligature en masse.	De suite après.	Sans indications.	Guérison chute de ligature 4e jour.
4. Charrier (IV).	Sessile.	Spontané.	Résection partielle.	De suite après.	Sans indications.	Guériso[n]
5. Pordham (XXVII).	Pédiculée.	Spontané.	Ligature.	De suite après.	Douleurs expulsives.	Morte l[e] lendemai[n] de l'opé[ration]
6. Gervis (LXXIII).	Pédiculée.	Craniotomie.	Excision.	Cinq jours après.	Sans indications.	Mort.
7. Smellie (XLV).	Pédiculée.	Spontané.	Excision.	Quelq. jours après.	Sans indications.	Mort.
8. Ramsbotham (XLIII).	Pédiculée.	Spontané.	Ligature.	Dix jours après.	Hémorrhagie.	Guériso[n]
9. M. Duncan (LXXIV).	Sessile.	Spontané.	Ligature suivie d'excision.	Dix jours après.	Sans indications.	Guériso[n] mais hémorr[hagie]
10. Ramsbotham (XII).	Pédiculée.	Spontané.	Ligature.	Un mois après.	Sans indications.	Guérison chute de ligature 5e jour.
11. L. Roberts (XVIII).	Pédiculée.	Spontané.	Ecraseur.	Cinq sem. après.	Sans indications.	Guériso[n]
12. Kidd (XXII).	Pédiculée.	Spontané.	Ecraseur.	Six sem. après.	Sans indications.	Guériso[n]
13. Lever (XXIV).	Pédiculée.	Spontané.	Ligature.	Sept sem. après.	Sans indications.	Guériso[n]
14. Larcher (LXXX).	Pédiculée.	Spontané.	Excision avec les ciseaux.	Trois mois après.	Tranchées et hémorrhag.	Guériso[n]
15. Gooch (LXX).	Pédiculée.	Forceps.	Ligature.	Six mois après.	Sans indications.	Mort 5 apr. per[ce] pris da[ns] la ligat.
16. Smellie (V).	Pédiculée.	Spontané.	Ligature.	Quelq. mois après.	Sans indications.	Guériso[n]
17. Boudon (XV).	(?)	Spontané.	Ligature.	Quatre ans après.	Sans indications.	Guériso[n]

Ainsi donc, on a fait l'ablation de la tumeur tout de suite après l'accouchement cinq fois et on a eu quatre guérisons et une mort, le cas de Pordham : mais dans ce cas la mort est due à l'épuisement de la femme après six jours de travail. Quatre fois on a enlevé la tumeur quelques jours après l'accouchement, il y a deux morts, mais dans le cas de Gervis on avait déjà pratiqué la craniotomie. Enfin, huit fois, on a fait l'extirpation de la tumeur après un mois, il n'y a qu'un cas de mort, celui de Gooth, mais dans ce cas le péritoine était lié avec la tumeur.

En somme le résultat général de l'ablation de la tumeur après l'accouchement est excellent, parce que, sur dix-neuf cas, il n'y a qu'un seul cas où la mort soit due à l'opération elle-même : l'observation de Smellie ; encore, dans ce cas, la malade était épuisée quand on fit la ligature suivie d'excision.

Maintenant, essayons de répondre aux questions que nous nous sommes posées. A quel momoment faut-il enlever ces tumeurs ? On peut les enlever sans danger, immédiatement après l'accouchement, quand la tumeur est opérable. Mais l'ablation est formellement indiquée même dans les cas de fibromes interstitiels ou sessiles, quand il y a des hémorragies, des douleurs expulsives très vives, ou un ramollissement tel de la tumeur qu'il fait craindre une métrite ou une métro-péritonite.

Mais quelle méthode doit-on préférer pour enlever ces tumeurs ? Pour les fibromes pédiculés, préférer l'excision soit avec les ciseaux, soit avec le bistouri, soit avec l'écraseur, à la ligature qui est douloureuse et peut-être dangereuse en produisant des phénomènes de la septicémie ou de la péritonite comme on en a vu des exemples. Pour les fibromes sessiles l'écraseur, et pour les interstitiels, l'énucléation pratiquée en une seule séance.

Pour résumer ce chapitre, il nous a paru intéressant de réunir tous les faits dans le tableau suivant et montrer les résultats des différents traitements des fibromes du col de l'utérus compliquant la grossesse et l'accouchement.

TABLEAU XIII.

Traitement des fibromes du col pendant la grossesse et l'accouchement.

			MÈRE			ENFANT		
			Guérison.	Mort.	(?)	Vivant.	Mort.	(?)
8	fois.	Extirpation pendant la grossesse.......	7	1		5	3	
32	—	Expectation..............................	21	9	2	7	14	11
3	—	Refoulement pendant l'accouchement...	2	1		3		
12	—	Extirpation...............................	11	1		5	5	2
5	—	Forceps..................................	5			3		2
3	—	Version..................................	2	1		1	1	1
2	—	Extraction manuelle................	1	1		1		
1	—	Crochet sur l'aine......................		1			1	1
5	—	Embryotomie............................	2	3			5	
6	—	Opération césarienne.................	1	5		2	3	1
17	—	Extirpation après l'accouchement.....	13	4				

CONCLUSIONS.

1° Les fibromes du col, comme ceux du corps de l'utérus sous l'influence de la grossesse, s'hypertrophient, se ramollissent et s'irritent.

2° Ces modifications se distinguent de celles des fibromes du corps de l'utérus, en ce qu'elles surviennent dans les trois derniers mois de la grossesse.

3° Le travail de l'accouchement agit sur les fibromes du col en les déplaçant ou en produisant leur expulsion spontanée.

4° Après l'accouchement les fibromes du col s'atrophient ; mais cette atrophie n'est jamais complète.

5° Les fibromes du col sont souvent une cause de stérilité, cette cause paraît être moins efficace que dans les cas de fibromes du corps parce que la proportion des fibromes du col à ceux du corps de l'utérus en état de vacuité étant de 5 p. 100, celle des fibromes du col à ceux du corps de l'utérus compliquant la grossesse et l'accouchement est de 20 p. 100.

6° Les fibromes du col produisent des hémorrhagies pendant la grossesse, plus que ceux du corps. Ces hémorrhagies peuvent exister dès le début et correspondre aux époques des règles.

7° Les fibromes du col produisent plutôt des accouchements prématurés que des avortements, contrairement aux fibromes du corps de l'utérus.

8° Les influences des fibromes du col sur l'accouchement sont : (*a*) diminution des présentations du sommet et augmentation de celles du siège ; (*b*) travail long et pénible ; (*c*) difficulté de la dilatation du col ; (*d*) irrégularité des contractions utérines ; (*e*) rupture de l'utérus ; (*f*) hémorrhagie ; (*g*) accouchement par les voies naturelles impossible.

9° Le diagnostic des fibromes du col est d'une importance capitale au piont de vue de la conduite à tenir.

10° Le pronostic de cette complication est très grave, nos statistiques ont donné une femme morte sur trois, et presque la moitié des enfants sont morts.

11° Pendant la grossesse on doit enlever ces tumeurs quand il y a des hémorrhagies, lorsqu'on craint un avortement ou qu'il y a des phénomènes d'irritabilité, et aussi quand elles ont un pédicule peu développé.

12° Pendant le travail de l'accouchement, laisser agir la nature aussi longtemps qu'on a l'espoir qu'elle vaincra elle-même l'obstacle.

13° Aider la nature en donnant à la femme une position convenable, le plus souvent sur les genoux et les coudes et essayer le refoulement de la tumeur.

14° L'extirpation est indiquée dans tous les cas de fibromes sous-muqueux, pédiculés ou sessiles, dans tous les cas de fibromes interstitiels quand le forceps ou la version n'a pas réussi ; elle est contre-indiquée dans les cas de fibromes sous-péritonéaux.

15° Les résultats d'extirpation des fibromes du col au moment de l'accouchement ont été très favorables.

16° L'application du forceps serait préférable à la version d'après nos statistiques.

TABLE DES MATIÈRES.

Paris. — Typ. A. PARENT, A. DAVY successeur, rue M.-le-Prince, 29-31.

PUBLICATIONS

DE LA LIBRAIRIE ADRIEN DELAHAYE ET E. LECROSNIER

Paris. — Typ. A. PARENT, A. DAVY Succr r. Mr-le-Prince 29-31.

www.ingramcontent.com/pod-product-compliance
Lightning Source LLC
LaVergne TN
LVHW021517140926
848035LV00047B/1100
* 9 7 8 2 0 1 9 6 5 2 6 0 9 *